常见慢性病防治食疗方系列丛书

U0236661

防治冠心病的护心食疗方

主 编 郭 力 王 毅
副主编 高晓光

编 者（按姓氏笔画排序）：

于 涛 王红微 刘艳君 齐丽娜

孙石春 何 影 李 东 张 彤

董 慧

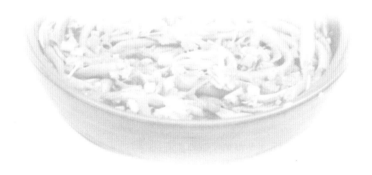

中国协和医科大学出版社

图书在版编目（CIP）数据

防治冠心病的护心食疗方／郭力，王毅主编. —北京：中国协和医科大学出版社，2017.9

ISBN 978-7-5679-0659-4

Ⅰ.①防… Ⅱ.①郭… ②王… Ⅲ.①冠心病-食物疗法-食谱 Ⅳ.①R247.1 ②TS972.161

中国版本图书馆 CIP 数据核字（2017）第 093541 号

常见慢性病防治食疗方系列丛书

防治冠心病的护心食疗方

主　　编：郭　力　王　毅
策划编辑：吴桂梅
责任编辑：吴桂梅

出版发行：**中国协和医科大学出版社**
　　　　　（北京东单三条九号　邮编 100730　电话 65260431）
网　　址：www.pumcp.com
经　　销：新华书店总店北京发行所
印　　刷：中煤（北京）印务有限公司

开　　本：710×1000　1/16 开
印　　张：12
字　　数：200 千字
版　　次：2017 年 9 月第 1 版
印　　次：2017 年 9 月第 1 次印刷
定　　价：39.00 元

ISBN 978-7-5679-0659-4

前　言

目前，很多家庭的食品消费结构存在着一些不合理的现象，如饮食过于追求精细，营养搭配不合理，营养摄入不均衡，热量、脂肪摄入严重超标等。许多研究证明，长期食用大量脂肪是引起动脉粥样硬化的主要因素。冠心病的发病同饮食营养因素有直接或间接关系，因此，要重视冠心病的预防，首先应该选择健康的生活方式，如合理膳食等。

中医讲"药食同源"，就是人们常说的"药补不如食补，药疗不如食疗"，这是中华五千年文明史的经验总结。因此，人们一直在探索如何选择、搭配、烹调，并根据自己的身体状况科学调理，既吃得美味可口，又吃得营养均衡，既可使摄入的营养成分有利于防病健体，又可美容助颜，延缓衰老，这就是现代营养学的科学饮食调养方法。然而，食疗方法大多为医生所掌握，寻常百姓对各种疾病的食疗知识了解并不全面。因此，尽快普及营养科学知识，及时指导人们建立健康、文明、科学的生活方式是当务之急，本书就是为此而编写的。

本书详细地介绍了冠心病的基础知识和患者的饮食原则，科学系统地介绍了冠心病患者适宜食用的主食、粥、羹、菜肴、汤肴以及茶饮方等食谱。并对每一道食谱的原料、制作、用法、功效都作了详细的阐述，并配有精美的图片，既有效，又安全。

本书融知识性、实用性、科学性和趣味性为一体，为冠心病的防治提供了行之有效的思维方法和食疗防治知识。

由于编者水平有限，书中若存在疏漏或未尽之处，恳请广大读者批评指正，以便再版时修订。

编　者
2017 年 1 月

目　录

第一章 防治冠心病的基础知识

第一节 什么是冠心病

一、冠心病的概念

冠心病是冠状动脉性心脏病的简称，是一种非常常见的心脏病，是指因冠状动脉狭窄、供血不足而引起的心肌功能障碍和（或）器质性病变，因此又称缺血性心肌病。冠心病是多种冠状动脉病的结果，但冠状动脉粥样硬化占冠状动脉性心脏病的绝大多数。所以，习惯上把冠状动脉性心脏病视为冠状动脉粥样硬化性心脏病同义词（图1-1）。

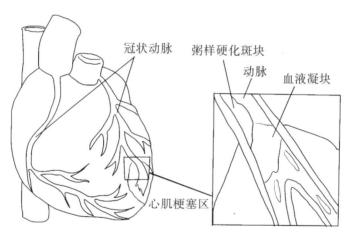

图1-1 冠状动脉粥样硬化性心脏病

二、冠心病的易患因素

冠心病的病因较复杂，研究发现，冠心病更容易发生在某些具有特殊因素的人群中。大量流行病学研究证实，许多因素都可以增加冠心病的危险，这些因素都被称为冠心病的危险因素或易患因素，这些危险因素有体质因素、伴随因素和生活方式。具有这些因素的人群称为冠心病发病的高危人群。尽量减少冠心病发病的危险因素有助于预防冠心病。

1. 体质因素

（1）年龄：年龄因素也是较为明显的冠心病的危险因素。随着年龄的增长，各种危险因素的不断累积，对机体的损伤也不断累积，当累积到一定程度就表现出临床症状。另外年龄因素也是各种危险因素引起冠心病死亡的最重要的因素，高龄心肌梗死患者急性期病死率显著升高。因此对老年人群更应积极控制各种危险因素。

（2）性别：性别是最为明显的冠心病的危险因素之一。冠心病的发病率男性是女性的数倍，这可能主要是性激素的原因。绝经期前的女性冠心病的发病率明显低于男性，绝经期后骤然升高，到了老年男女冠心病的发病率就相近了。

（3）遗传（冠心病家族史）：除了性别和年龄，家族遗传倾向是冠心病的第三个不可控危险因素。冠心病虽不像其他遗传病那样具有显而易见的遗传性，但它却有明显的遗传倾向。具有明显遗传倾向的人群和正常人群相比，这些人群更容易患冠心病。研究发现有冠心病家族史的人群较无冠心病家族史的人群发生冠心病的危险性增加 2.0~3.9 倍，发生心肌梗死的危险性增加 2.2 倍，而且冠心病的发生较无冠心病家族史的人群提前数年，冠状动脉病变的程度也更重。冠心病在有家族史的人群发生率高，可能是其易感基因作用的结果。

（4）个体类型（A 型性格）：在人处于压力时，会分泌一种叫肾上腺素的激素，这种激素能够提高心率和血压，在紧急时刻能够增加能量供给，提高警觉，逃离危险。但是长期高水平分泌肾上腺素，则会使心血管长期处于高压力的状态下，更加容易患心血管疾病。研究证实，A 型性格（争强好胜、易怒、没有耐心）的人比 B 型性格冠心病的患病率高出 2 倍。所以，健康包括身体健康和心理健康，良好的情绪和性格是健康的重要方面。

2. 伴随因素

（1）高血压：高血压与冠状动脉粥样硬化的形成和发展关系密切。收缩期血压比舒张期血压更能预测冠心病事件，140~149 毫米汞柱（1 毫米汞柱 = 0.133 千帕）的收缩期血压比 90~94 毫米汞柱的舒张期血压更能增加冠心病死亡的危险。

（2）高脂血症：脂质代谢紊乱是冠心病最重要预测因素。总胆固醇和低密度脂蛋白胆固醇水平和冠心病事件的危险性之间存在着密切的关系。

（3）肥胖症：已明确为冠心病的首要危险因素，肥胖会增加冠心病病死率。肥胖被定义为体质指数 BMI = 体重（千克）/身高（米）的平方，大约或等于 28。

（4）糖尿病：糖尿病也是冠心病的危险因素之一，被称为冠心病的等危症。糖尿病几乎影响从动脉粥样硬化形成到心脏性死亡的各个环节。近年来糖尿病在人群中的发病率迅猛异常，而且极其严重的是大部分糖尿病患者不知道自己患有糖尿病，没有得到有效的治疗，而是在出现并发症之后才检查出有糖尿病，此时已延误了治疗。

(5) 牙周病：牙周病是诱发心脏病发作的一个重要危险因素。牙周病包括牙周炎、牙周变性、牙周萎缩等。其主要表现是牙龈红肿出血、牙龈糜烂、牙结石及菌斑堆积，甚至形成牙周脓肿。据统计，一立方毫米牙菌斑中可有一亿多个细菌，主要是革兰阴性杆菌和链球菌，它能分泌酶及毒素，不仅破坏牙及牙周组织，而且能产生大量的内毒素，进入血管"兴风作浪"，导致动脉粥样硬化和血栓。同时，由于患牙松动，咀嚼时遭受挤压，将致病菌及其毒素挤压到血管和淋巴管中，导致血管痉挛，血栓形成，发展为冠状动脉硬化，堵塞血管，引起心绞痛或心肌梗死。

牙周炎患者因冠心病死亡或住院的人数比无牙周炎者高 25%。有牙病者发生冠心病的概率是没有牙病的 1.4 倍；发生卒中的概率为 2.1 倍；缺牙越多，发生冠心病和卒中的概率越高。

牙周病在我国发病率很高，35 岁以上成年人的发病率为 20% 左右，出现牙痛不要不当回事，采取吃镇痛药甚至找游医一拔了之，那样不但会掩盖病情，误失本来可修复的牙，而且会"引狼入室"，让病菌通过牙病打开缺口，危及心脏及其他系统。因此，患了牙痛，要及时到正规医院诊治。

(6) 高同型半胱氨酸血症：高同型半胱氨酸血症是冠心病的独立重要危险因素，它对血栓形成的作用程度与高胆固醇血症、高血压和吸烟对血管内皮损伤相同，它们之间互相作用，产生恶性循环。血浆同型半胱氨酸浓度增高是早期冠心病、周围血管疾病的易患因素。血清同型半胱氨酸浓度大于 16.2 毫摩尔/毫升者，72% 的有动脉粥样硬化性血管疾病，而正常浓度人群中仅有 44% 发现有动脉粥样硬化性疾病。

(7) 脉压增大：许多中老年人去体检时发现，自己血压并不高，但是高压和低压（收缩压与舒张压）之间差很多，有的甚至差六七十毫米汞柱。这是因为大动脉扩张性降低导致收缩压升高；而在心脏舒张时，扩张性降低的大动脉又不能保持血管腔内的压力，故使舒张压降低，从而导致脉压（收缩压与舒张压之差）增大。脉压增大，发生冠心病的危险性就加大。

在 50 岁以上人群中，无论收缩压正常还是增高，只要脉压增大，冠心病的患病率就增高。而高血压患者更为明显，脉压≤40 毫米汞柱，冠心病患病率为 0.24%；脉压 41~80 毫米汞柱，冠心病患病率为 3.26%；脉压≥81 毫米汞柱，冠心病患病率为 9.73%。众多数据显示，当收缩压相同脉压不同时，随着脉压的增大，冠心病发病率则增高；当收缩压逐渐增高，舒张压却逐渐下降时，冠心病发病率增加得更高。

(8) 微量元素缺乏：微量元素铬、硒、锌、钼、硅等缺乏者易加速动脉粥样硬化斑块的形成；镉、铅、钡、钴增加会加重心肌的缺血、缺氧状态。

(9) 便秘：便秘在中老年人中十分常见，便秘者用力排便时心脏负担加重，心肌耗氧量增加，容易诱发心绞痛甚至心肌梗死。临床中因便秘在排便时用力屏气而诱发心绞痛甚至招致心肌梗死的中老年人并不少见，因此，保持排便通畅对患有冠心病的中老年人尤为重要。

3. 生活方式

（1）吸烟：吸烟是冠心病最重要的危险因素之一。如果吸烟和其他危险因素同时存在，还有明显的协同危害作用。例如每日吸1包香烟的高血压病患者停止吸烟后，发生心血管病的危险性降低35%~40%。研究还证实被动吸烟者心血管死亡的危险性亦明显增加。吸烟可使冠状动脉痉挛的危险性增加2.4倍。男性烟民患急性心肌梗死或冠状动脉猝死的危险性是非吸烟者的2.7倍，女性为4.7倍。

（2）酗酒：少量饮酒，尤其是干红葡萄酒，有扩张血管的作用，能改善冠心病。但是大量饮酒，尤其烈性酒，长期不醉不休会加重动脉粥样硬化，使冠心病加重，诱发心绞痛或心肌梗死发作。长期大量饮酒会促发脂肪肝、血三酰甘油升高、低密度脂蛋白升高，酒精刺激血管壁使坏胆固醇容易在动脉内壁沉积，加重动脉粥样硬化，同时饮酒与血压呈正相关，会升高血压。

（3）口服避孕药：长期口服避孕药可使血压升高、血脂增多、糖耐量异常，同时改变凝血机制，增加血栓形成机会。

（4）缺乏体育锻炼：一般认为，脑力劳动者较体力劳动者患冠心病的概率高，脑力劳动者静坐时间长，缺乏体力活动，患病率为体力劳动者的2~4倍。这是因为精神紧张，可造成神经内分泌功能紊乱，血中儿茶酚胺、皮质激素水平提高，血压上升，还可造成脂代谢紊乱，血胆固醇水平周期性升高；精神紧张还使人易于疲劳而懒于体育锻炼。相反，坚持参加体育锻炼的脑力劳动者，冠心病患病率明显下降。

因为运动可升高好的胆固醇，降低血中坏的胆固醇，改善脂代谢紊乱，促使动脉壁的粥样斑块缩小，减轻动脉粥样硬化，降低血压，提高胰岛素的敏感性。坚持长期中等量的体育运动，也就是我们现在常说的有氧运动，可减少冠心病发病率1/4，降低冠心病病死率1/4。

（5）饮食习惯：长期摄取高热量、高脂肪、高糖饮食，尤其平常宴席不断、常吃夜宵的人群，势必引发脂代谢紊乱，高胆固醇血症、低密度脂蛋白胆固醇（坏的胆固醇）升高；含糖高的食物或饮料会导致血三酰甘油水平升高，高密度脂蛋白胆固醇（好的胆固醇）水平下降。这些都是动脉粥样硬化的主要危险因素。

三、冠心病的临床类型及临床表现

1. 冠心病的临床类型

目前，一般根据冠状动脉病变的部位、范围、血管阻塞程度以及心肌供血不足的发展速度、程度和范围的不同，而将冠状动脉粥样硬化性心脏病，分为下列5种临床类型。

（1）隐匿型冠心病（也称无症状型冠心病）：患者没有临床症状，但在静息时或者在负荷运动试验后有心电图的ST段压低，T波低平或倒置等心肌缺血的心电图的变化；病理学检查无明显心肌组织的形态学改变。

（2）心绞痛型冠心病：患者有发作性胸骨后疼痛，为一过性心肌供血不足引起。心肌无明显组织形态学改变。

（3）心肌梗死型冠心病：患者症状严重，有胸骨后剧烈而又持久的疼痛，严重者可出现休克、心力衰竭或严重的心律失常，为冠状动脉闭塞致心肌急性缺血性坏死引起。病理学可见冠状动脉有广泛的粥样硬化病变，显微镜下可见心肌细胞的凝固性坏死。

（4）缺血性心肌病型冠心病：患者表现为心脏增大、心力衰竭以及心律失常，为长期心肌缺血导致心肌纤维化所致。

（5）猝死型冠心病：因为原发性心搏骤停而猝然死亡，大多是心肌局部发生电生理紊乱，引起严重的室性心律失常所致。

二十世纪九十年代提出了急性冠脉综合征的概念，认为其是因为冠状动脉内粥样斑块破裂，表面破损或出现裂纹，随后出血和血栓形成，造成冠状动脉不完全或完全性阻塞。其临床表现可以为不稳定型心绞痛、急性心肌梗死或者心源性猝死，约为所有冠心病患者的30%。另外，冠状动脉无论有无病变，均可发生严重痉挛，引起心绞痛、心肌梗死甚至猝死，但有粥样硬化病变的冠状动脉更容易发生痉挛。

2. 心绞痛的分类与临床表现

心绞痛是指冠状动脉供血不足，心肌发生急剧的、暂时的缺血以及缺氧所引起的临床综合征。其特点是阵发性的前胸压榨性疼痛感，主要位于胸骨后部，可放射至心前区及左上肢，常发生在情绪激动或劳动时，持续数分钟，经过休息或用硝酸酯制剂后消失。本病多见于40岁以上的男性，劳累、饱食、情绪激动等为常见诱因。

（1）心绞痛的分型诊断：临床上主张对确诊的心绞痛患者进行认真的分型诊断。参照世界卫生组织的"缺血性心脏病的命名及诊断标准"的意见，可将心绞痛进行下列分类。

1）劳累性心绞痛：其特点为疼痛由身体劳累、情绪激动或其他可能增加心肌需氧量的情况所诱发，经过休息或舌下含服硝酸甘油后迅速消失。又包括下列三种类型。

①稳定型心绞痛：最常见，是指劳累性心绞痛发作的性质在1~3个月没有改变，即每天和每周的心绞痛发作次数大体相同，诱发疼痛的劳累和情绪激动的程度接近，

每次疼痛发作的性质和部位没有改变，疼痛持续的时间相仿，用硝酸甘油后，也在相同的时间内产生作用。

②初发型心绞痛：过去没有发生过心绞痛或心肌梗死，初次发生劳累性心绞痛时间不到1个月。

③恶化型心绞痛：原来是稳定型心绞痛的患者，在3个月内疼痛的频率、程度、时限、诱发因素经常变化，进行性恶化，可发展为心肌梗死。

2）自发性心绞痛：其特点为疼痛发作和体力或脑力活动引起心肌需氧量增加没有明显关系，与冠状动脉血流储备量减少有关。疼痛程度较严重，时限较长，不易因含服硝酸甘油而缓解，包括如下四种类型。

①卧位型心绞痛：休息或熟睡时发生，往往在半夜，偶尔在午睡时发作，不易因含服硝酸甘油而缓解。本型也可进展为心肌梗死或猝死。

②变异型心绞痛：临床表现与卧位型心绞痛类似，但发作时心电图显示有关的导联ST段抬高。发生机制为冠状动脉突然痉挛引起。

③中间综合征又称急性冠状动脉功能不全：疼痛在休息或睡眠时产生，疼痛时间持续30分钟至1小时或以上，通常为心肌梗死的前奏。

④梗死后心绞痛：是指急性心肌梗死发生后1个月内又出现的心绞痛。因为供血的冠状动脉阻塞，发生心肌梗死，一部分未坏死的心肌处于严重缺血状态下又产生疼痛，随时有可能再发生心肌梗死。

3）混合性心绞痛：其特点是患者既在心肌需氧量增加时出现心绞痛，又可以在心肌需氧量无明显增加时出现心绞痛。为冠状动脉狭窄使冠状动脉血流储备量减少所致。

近年来，不稳定型心绞痛的概念被广泛应用于临床。被认为是稳定型劳累性心绞痛与心肌梗死之间的中间状态。它包括了除稳定型劳累性心绞痛之外的以上所有类型的心绞痛，还包括冠状动脉成形术后心绞痛、冠状动脉旁路术后心绞痛等最近提出的心绞痛类型。

（2）心绞痛的临床表现

1）临床症状：心绞痛以发作性胸痛为主要临床表现，疼痛特点有以下几点。

①发作诱因：疼痛发生在劳累或情绪激动的当时，而不是在一天劳累之后。疼痛发作经常因体力劳动或情绪激动，如焦急、生气、过度兴奋等所诱发，也可因为饱食、吸烟、寒冷、心动过速、休克等所诱发。

②疼痛部位：主要在胸骨体上段或中段之后可累及心前区，有手掌般大小。经常放射至左肩、左臂内侧达环指和小指或至颈、咽及下颌部。

③疼痛性质：胸痛通常为压迫、发闷或紧缩感，也可有烧灼感，偶尔具有濒死

的恐惧感觉。

④持续时间：疼痛出现后常逐步加重，然后在 3~5 分钟慢慢消失，一般在停止原来诱发症状的活动后即缓解。舌下含服硝酸甘油可以在数分钟内缓解。

2）体征：心绞痛患者平常没有异常体征。心绞痛发作时常见心率增快，血压升高，表情焦虑或出冷汗，有时可有第三心音或第四心音奔马律。

（3）心绞痛严重度的分级：根据加拿大心血管病学会分类分为 4 级。

Ⅰ级：一般体力活动不受限，只在强、快或长时间劳累时发生心绞痛。

Ⅱ级：一般体力活动轻度受限，快步走、登楼一层以上或爬山，都可引起心绞痛。

Ⅲ级：一般体力活动明显受限，步行 1 个街区，登楼一层引起心绞痛。

Ⅳ级：一切体力活动均引起不适，静息时可发生心绞痛。

3. 心肌梗死的概念与临床表现

（1）心肌梗死的概念：心肌梗死是指心肌的缺血性坏死。是在冠状动脉病变的基础上，发生冠状动脉血供急剧减少或中断，使相应的心肌发生严重而持久的急性缺血导致。临床表现有持久的胸骨后剧烈疼痛、发热，白细胞计数与血清心肌坏死标志物增高及心电图进行性改变；可发生休克、心律失常或心力衰竭，属于冠心病的严重类型。

（2）心肌梗死的临床表现：心肌梗死的临床表现和心肌梗死的大小、部位、侧支循环情况密切相关。

心肌梗死发生前通常有先兆。有 50%~81.2% 的患者在发病前数日有乏力，胸部不适，活动时出现心悸、气急、烦躁、心绞痛等前驱症状，其中以新发生心绞痛或者原有心绞痛加剧最为突出。心绞痛发作较以往频繁、持续时间长，硝酸甘油效果差。疼痛时常伴有恶心、呕吐、大汗和心动过速，严重心律失常，血压大幅度波动等。

[临床症状]

①疼痛：是最先出现的症状，多发生在早晨，疼痛部位和性质与心绞痛相同，但通常无明显诱因，持续时间长，程度较重，可达数小时或数天，休息或含用硝酸甘油片大多不能缓解。患者常有烦躁不安、出汗、恐惧或伴有濒死感。

②全身症状：有发热、心动过速、白细胞计数升高以及血沉增快等，常由坏死物质吸收所致。通常在疼痛发生 24~48 小时出现，程度与梗死范围常呈正相关。

③胃肠道症状：疼痛剧烈时往往伴有频繁的恶心、呕吐和上腹胀痛，和迷走神经受坏死心肌刺激以及心排血量降低而致胃肠道组织血液供应不足有关。

④心律失常：有 75%~95% 的患者发生在发病 2 周内，而且以 24 小时以内最为

常见。可伴有乏力、头晕、昏厥等症状。心律失常以室性心律失常最为多见，其次为房室传导阻滞和束支传导阻滞。

⑤低血压和休克：休克多在发病后数小时至 1 周发生，大约见于20%的患者，主要是心源性，为心肌广泛（40%以上）坏死，心排血量急剧降低导致。患者主要表现为烦躁不安、面色苍白、皮肤湿冷、脉细而快，大汗淋漓，尿量减少（每小时少于 20 毫升），血压低于 80 毫米汞柱，神志迟钝，甚至昏厥。

⑥心力衰竭：主要是急性左心衰竭，发生率为 32%~48%，通常发生在最初几天内。患者可出现呼吸困难、咳嗽、发绀、烦躁等症状，严重者可出现肺水肿，随后可发生颈静脉怒张、肝大、水肿等右心衰竭的表现。

［体征］　心肌梗死患者的心脏浊音界可轻度至中度增大，心率多加快；心尖区第一心音减弱，心尖区可出现粗糙的收缩期杂音或伴有收缩期中、晚期喀喇音；可发生各种心律失常。也可以出现休克或心力衰竭等相关的体征。几乎所有的心肌梗死患者都有血压降低。

第二节　冠心病的预防

虽然冠心病是人类健康非常危险的杀手，但它也是可以预防的。由于冠心病多发于中老年人，40 岁以上冠状动脉硬化的发生率显著增加，老年期更是如此。但其动脉硬化的病理基础却始发于幼年，这就为冠心病的预防工作提供了非常宝贵的几十年的时间。预防包括多种意义，没有得病的时候要预防，已经生病的要避免再发生病变，这样才能减少冠心病的发病率及病死率。

冠心病的一级预防

一级预防，即病因预防，也叫原发性预防。冠心病是一种多因素疾病，高血压、高脂血症、吸烟、肥胖、糖尿病以及缺乏体力劳动、A 型性格等均是冠心病的危险致病因素。一级预防主要就是对危险因素的干预，通过改变与冠心病危险因素有关的生活习惯以及与冠心病有明确因果关系（如高血压、高脂血症等）的疾病的控制，以降低冠心病的发病率。这项工作是健康人群战胜冠心病的第一道防线，一个人要远离冠心病，首先必须重视一级预防，防止冠状动脉粥样硬化的发生，把冠心病消灭在萌芽状态。加强公民卫生健康教育，提高公民对冠心病危害的认识，增强人们自我防病的意识，一级预防应从儿童时期开始，定期进行体格检查。对儿童做好以下几个方面的工作：积极预防儿童发胖、重视儿童饮食中钙的含量、预防血压升高、禁止儿童吸烟。

1. 一级预防的主要内容

加强公民卫生健康教育，提升全民对冠心病危害的认识，增强人们自我预防的意识，一级预防从儿童期开始，定期进行体格检查。对儿童做好下列几方面工作：积极预防儿童发胖；重视儿童饮食中钙的含量；预防血压升高；禁止儿童吸烟。

2. 冠心病危险因素

男性、有过早患冠心病的家族史（父母兄弟在 55 岁之前患心肌梗死或突然死亡）、吸烟（现吸烟≥10 支/日）、高血压、高脂血症、糖尿病、有明确的脑血管或周围血管阻塞的既往史，重度肥胖（超重≥30%）。其中，高血压、高胆固醇以及吸烟被认为是冠心病最主要的三个危险因素。除性别、年龄及家族史不可逆转外，其他危险因素均可以预防或治疗。

3. 一级预防的措施

（1）控制高血压：控制高血压和降低偏高的血压是预防冠心病很重要的方面。降低钠盐摄入量，不能过量饮酒，对高血压患者应进行长期降压治疗。

（2）降低血脂：防治高脂血症，降低血脂水平，可以起到预防冠心病的发病或不加重冠心病的目的。需合理调整饮食结构，倡导合理的膳食，高脂血症患者要在医生指导下采用药物及非药物治疗措施，努力将血脂控制在理想的水平。

（3）戒烟：烟草中含有尼古丁等多种致病因子，能诱发或加重冠心病，影响机体血液流变及凝血机制，造成心肌缺氧，诱发冠状动脉痉挛，加速冠状动脉粥样硬化形成。吸烟量、烟龄、吸烟深度、开始吸烟年龄都与冠心病的发病率成正比关系。戒烟可配合药物及针灸等方法，戒烟成败的关键是决心及毅力。

（4）增加体力活动：散步、上楼、慢跑、骑自行车、游泳。打太极拳等均是比较好的运动项目，活动原则为坚持、有序、适度。

（5）避免长期精神紧张和过分激动：避免长期精神紧张，例如 A 型性格的人应有针对性地采用心理调适的方法进行调整，保持心理平衡。

（6）积极治疗糖尿病：控制高血糖，纠正糖尿病中常见的多种代谢紊乱。

冠心病的二级预防

二级预防，也称继发性预防，是指对已患有冠心病的患者采取药物或非药物治疗措施，控制其发展，防止并发症。二级预防要做到"三早"，即早发现、早诊断、早治疗。

提高冠心病的早期检出率，加强治疗，避免病变发展并争取使其逆转，可以有效地控制冠心病。

1. 冠心病患者的自我报警

凡突发上腹或胸部疼痛、胸闷、心慌、气短、疲乏、精神不振、烦躁、头晕等症状，一定要到医院去进行检查，一经确诊，及时治疗。

2. 冠心病高危人群的定期检查

高危人群有高脂血症者、多年吸烟史者、高血压者、肥胖者、糖尿病者、有冠心病家族史者。应每年进行一次检查。

3. 冠心病的二级预防 ABCDE 方案

冠心病的二级预防提倡"双有效"，即有效药物、有效剂量。以下简介冠心病二级预防的 ABCDE 方案：

A. 一般指长期服用阿司匹林和血管紧张素转换酶抑制剂（ACEI）

前者具有抗血小板凝集作用，可减少冠脉内血栓形成；后者可改善心脏功能，减少心脏重塑、变形，对合并有高血压、心功能不全者更有帮助。

B. 应用 β-肾上腺素能受体阻滞剂和控制血压

目前已证实，若无禁忌证的心梗后患者使用 β-受体阻滞剂，可明显降低心梗复发率、改善心功能和减少猝死的发生。控制高血压，对防治冠心病的重要性是众所周知的，一般来讲，血压控制在 130/85 毫米汞柱以下，可减少冠心病的急性事件，且可减少高血压的并发症，如中风、肾功能损害和眼底病变等。

C. 降低胆固醇和戒烟

众所周知，胆固醇（主要是低密度脂蛋白胆固醇）增高是引起冠心病的罪魁祸首，低密度脂蛋白胆固醇增高应通过饮食控制和适当服用降脂药如他汀类药（如辛伐他汀、氟伐他汀、普伐他汀等），把低密度脂蛋白胆固醇降到 1.8 毫摩尔/升（70 毫克/分升）以下，这样可大大降低心梗的再发率。最近通过循证医学研究证实，心梗后患者即使血清胆固醇正常也要服降脂药，尤其是他汀类药，这样就能大大降低急性冠脉事件的发生率。因此，凡是心梗患者无论血清胆固醇增高还是正常，都要长期服用降脂药。

D. 控制饮食和治疗糖尿病

冠心病从某种意义上来说是没有管好嘴，吃出来的。每日进食过多富含胆固醇的食物如肥肉、动物内脏、蛋黄等，是促发冠心病的最大危险因素。因此，心梗后的患者应当远离这些高胆固醇食物，提倡饮食清淡，多吃鱼和蔬菜，少吃肉和蛋。而糖尿病不仅可以引起血糖增高，也是引起脂质紊乱的重要原因。在同等条件下，糖尿病患者的冠心病患病率比血糖正常者要高出 2~5 倍。由此可见，控制糖尿病对冠心病患者是何等重要。

E. 教育和体育锻炼

冠心病患者应学会一些有关心绞痛、心肌梗死等急性冠脉事件的急救知识，如发生心绞痛或出现心梗症状时可含服硝酸甘油和口服阿司匹林等，别小看这些简单方法，这可大大减轻病情和降低病死率。心梗后随着身体逐渐康复，可根据各自条件在医生指导下，适当参加体育锻炼及减肥。这样不仅可增强体质，也是减少冠心病再发心梗的重要举措。

三　冠心病的三级预防

冠心病的三级预防是指重病抢救，预防并发症发生和患者的死亡，其中包括康复治疗。其主要是指不稳定型心绞痛的治疗和急性心肌梗死治疗，因为不稳定型心绞痛是稳定型心绞痛和心肌梗死之间的中间状态，它包括除稳定型心绞痛以外的劳累性心绞痛和自发性心绞痛，其中恶化型心绞痛和自发性心绞痛又称为"梗塞前心绞痛"。

因此，除二级预防中谈到的强化治疗外，需采取抗凝、溶栓疗法。肝素及抗血小板制剂，如阿司匹林对抗血小板黏附和聚集，对不稳定心绞痛有肯定的疗效，有预防心肌梗死或再梗死的作用。

三级预防的重点是预防心肌梗死的并发症及预防再梗死。冠心病患者实行有计划合理治疗和积极的自我保健相结合的对策，做好饮食调养、体育运动及药物预防，是防止冠心病病情复发和恶化的关键，也是三级预防的关键。

1. 医院内治疗

（1）休息。

（2）吸氧。

（3）彻底镇痛。

（4）应用扩张冠状动脉药、β受体阻滞剂等药物。

（5）溶栓治疗。

（6）介入治疗（置入支架）。

（7）冠状动脉旁路移植术（搭桥术）。

2. 家庭自我防治

（1）合理的饮食。

（2）适当的活动和锻炼。

（3）家庭护理和康复、急救。

（4）药物治疗。

（5）控制血压。

（6）控制糖尿病。

（7）戒烟。

第三节　防治冠心病的日常饮食指导

　防治冠心病的饮食原则

1. 合理膳食结构

饮食对冠心病患者非常重要，通过膳食中各种营养素的合理调整，预防动脉粥样硬化的发生和发展，防止冠心病的病情恶化，对危险因子进行饮食干预治疗可防止疾病的反复，减少病死率，延长生命。

（1）严格限制脂肪总量及饱和脂肪酸摄入量：饮食中脂肪总量是影响血中胆固醇浓度的主要因素，摄入脂肪占总热量40%以上的地区，居民动脉粥样硬化发病率明显升高，日本人人均摄入脂肪量为总热量的10%，动脉粥样硬化症就较为少见。故减少饮食中脂肪摄入量是防止冠心病的有效措施。脂肪代谢功能紊乱还与所摄入脂肪的质有关，脂肪对冠心病的影响作用取决于其所含脂肪酸的饱和程度。动物脂肪中含饱和脂肪酸较多，而植物油及鱼类中含不饱和脂肪酸较多，后者可降低血清胆固醇浓度和抑制血凝，防止动脉粥样硬化的形成，故冠心病患者在合理的脂肪摄入比例的前提下，应增加含不饱和脂肪酸较多的脂肪类食物的摄入比例。

（2）控制总热量，维持标准体重：膳食中的热量，主要供给身体热能消耗的需要。冠心病多发于45岁以上患者，与青年人相比，其活动量减少，热能需要比青年人低，如不控制食量，摄入热量过多，就会发胖（体内脂肪堆积），从而增加心脏负担。摄入热量适当，是以维持理想体重为标准。方法是注意适当的体育锻炼，每半月测量体重1次，根据体重调节膳食。冠心病患者的膳食热量应控制在每日8360千焦（2000千卡）左右。

（3）蛋白质的质量要适宜：蛋白质是维持生理功能最主要的营养素。正常人体需要一定量的优质蛋白，因此，蛋白质摄入的量要适宜。冠心病患者应适当吃一些蛋、奶、鸭、鸡、鱼、虾、瘦肉、黄豆、花生等及其制品。但动物蛋白中往往含有较多的脂肪，因此，在每日的膳食中，动物蛋白与植物蛋白搭配要适中。含脂肪、胆固醇低的食物有去脂奶粉、酸奶、蛋清、鸡肉，鱼、虾、海参、豆浆、豆腐、豆腐脑等，特别是海产品和豆制品，蛋白质含量较丰富，并且有较好的降血脂及胆固醇的作用，所以推荐选择食用。

（4）糖类比例要适宜：过多地摄入糖类可引起血中三酰甘油升高。糖类的主要来源是米、面、杂粮等淀粉类食物及蔗糖、果糖等。因此，在限制主食的同时，应少吃纯糖食物。喝牛奶尽量不加糖，不宜喝饮料，多喝白开水和乌龙茶。主食以粗细搭配为佳，如米面配以适量的绿豆、红豆、小米、玉米面、燕麦粉等。可少量吃一些红糖，因其中含有大量的铬，对冠心病可能有益。

（5）多吃新鲜蔬菜和水果：食物纤维和果胶能降低胆固醇，而蔬菜和水果是维生素、钙、钾、镁、纤维素和果胶的丰富来源，冠心病患者每日至少食用各种蔬菜400~500克。芹菜、菜花、香菇、豆芽、扁豆、木耳、山楂、苹果、草莓、红果等都有降低胆固醇、防止血小板凝集、防止血管硬化的作用，同时也有助消化、通大便和降血脂的作用。

（6）少量多餐：冠心病患者切忌吃得过饱，特别是晚餐，应以清淡食品为宜，过食油腻可加快血液凝固，促进血栓形成，饱餐可诱发心肌梗死。在避免饮食过饱的同时，还必须保证机体足够的热量及营养供应，患者可依据自身的病情在医生的指导下，减少每餐用量，增加用餐次数，这样既可避免因暴饮暴食加重冠心病病情，诱发心绞痛发作，又可保证机体足够的热量及营养供应。

（7）忌烟酒、浓茶及辛辣食品：辣椒、花椒、胡椒、烟、酒、浓茶都具有刺激性和兴奋性，对冠心病患者心身无益，故应节制。

（8）不要吃得过咸：饮食宜清淡、低盐，并发高血压者尤为重要。食盐的摄入量每日控制在5克以下，可随季节和活动量适当增减。例如夏季天气炎热，活动量较大，可适当增加；冬季天气寒冷，活动量少，可适当减少。味精、鸡精以及各种腌制品含钠较高，也应限量食用。

2. 根据中医辨证对症进食

食物有寒热温凉之性和辛甘酸苦咸五味，其性能和作用各不相同。因此，在进行饮食调养时，必须以中医理论为指导，根据冠心病患者的特点，在辨证的基础上立法、配方、制膳，以满足食疗、食补及营养的不同要求，做到合理搭配，对症进食，切勿盲目乱用。

3. 做到饮食有度

研究表明，冠心病患者如果吃得过饱可诱发或加重心绞痛，甚至导致心肌梗死及猝死。特别是晚餐时，冠心病患者更不能大量进食，因夜间更易发生心绞痛和心肌梗死。专家建议，冠心病患者宜少食多餐，每顿饭只吃七八分饱。

4. 防止偏食

食疗也要讲究疗程，不宜长时间单纯食用某一种或某一类食物，要防止食疗过程中的偏食。冠心病患者适宜进食低脂肪食物，要控制动物脂肪的摄入，不可进食含胆固醇高的食物，例如蛋黄、猪脑、动物内脏等。所吃的食物品种要多样化，不宜多进食糖类，适宜多进食植物蛋白（如豆制品）、新鲜蔬菜及瓜果，以补充维生素C及维生素P，要做到粗、细粮搭配，米饭、面食、小米、高粱、玉米要合理搭配。

5. 配合其他调养方法

饮食调养在应用过程中需要根据病情全面考虑。饮食调养的作用较弱且局限，单纯应用饮食调养法来调养冠心病是不可取的，还应注意与药物调养、起居调摄、情志调节、运动锻炼等其他调养方法配合应用，以发挥综合治疗的效能，提高临床疗效。

二、冠心病患者术后饮食调养原则

现在治疗冠心病方法比以前多了，尤其是"支架置入术"治疗后，狭窄的冠状动脉管腔扩大了，心肌供血改善了，心肌耗氧减少了，冠心病患者获得了新生和自由。不过，生活中还是要注意保养，否则很有可能再次发生冠状动脉狭窄，使治疗前功尽弃，尤其是在饮食方面应引起重视。

1. 控制脂肪摄入的质与量

脂肪产热大，应严格控制。每日的脂肪摄入量应在摄入总热量的25%以下，这是指所有食物的脂肪含量，除了要控制脂肪含量高的食物，每日烹调油也只能用20克左右（约2调羹）。最好不吃动物内脏、肥肉、鱼子、蟹黄等饱和脂肪和胆固醇含量高的食物，每日胆固醇摄入量应控制在300毫克以下（一个鸡蛋黄约含300毫克胆固醇）。含反式脂肪酸较多的食物，如人造黄油、起酥类食品，有明显增加高脂血症的危险，应尽量少吃。平时宜适量摄入海鱼、鱼油类食物，这些食物富含n-3多不饱和脂肪酸，有保护血管内皮细胞、减少脂质沉积等功能。

2. 控制精制糖类摄入

平时冠心病患者吃得比较清淡，少油，但如果摄入含精制糖的食物（如蛋糕、点心、含糖饮料）过多，也会造成热量过剩，在体内转化为脂肪，引起肥胖，使血脂升高。故每日摄入的碳水化合物比例应控制在总热量的60%，约为250克（粮食约300克）。

3. 增加膳食纤维素摄入

在冠心病患者的膳食中，应增加膳食纤维的摄入量，以降低胆固醇，与此同时，也有助于保持排便通畅，避免因排便干燥用力屏气而加重对心脏的负担，降低心血管意外的发生。一般每日膳食纤维的摄入量应保持在25克左右。这里所指的膳食纤维是可溶性膳食纤维，主要存在于燕麦麸、大麦和蔬菜中。

4. 补充各种维生素

（1）维生素C：促进胆固醇生成胆酸，降低血胆固醇，改善冠状动脉循环，保护血管壁。富含维生素C的食物有鲜枣、青椒、柑橘等，每日推荐摄入量为100毫克。

（2）尼克酸：能扩张末梢血管，防止血栓形成；降低血三酰甘油。富含烟酸的食物有动物肝脏、全麦制品、糙米、绿豆、芝麻、花生、香菇、紫菜等，牛奶和鸡蛋含有丰富的色氨酸，在体内也可转化为烟酸。每日男性适宜摄入量为 14 毫克，女性为 13 毫克。

（3）维生素 E：有抗氧化作用，阻止不饱和脂肪酸过氧化，保护心肌并改善心肌缺氧，预防血栓发生。富含维生素 E 的食物有鱼、蛋类、乳制品、杏仁、花生、核桃等。每日的适宜摄入量为 14 毫克。

（4）叶酸：有预防血管内皮细胞损伤，减少粥样硬化斑块形成的作用。富含叶酸的食物有动物肝脏、坚果、豆类、酵母发酵食物及绿叶蔬菜和水果等。每日适宜摄入量为 60 微克。

三、冠心病患者宜常吃的食物

1. 蔬菜类

日常生活中离不开蔬菜，蔬菜中含有无机盐、微量元素、维生素、纤维素、糖类、蛋白质等。这些物质不仅是维持机体生理活动所必需的，同时在防治疾病中也有重要价值。尤其食物纤维可增加肠蠕动，预防粪便秘结，减少冠心病的诱发因素。以下介绍几种对冠心病患者康复有益的蔬菜。

（1）西红柿：西红柿的营养成分十分丰富，具有很高的食疗价值。现代研究表明，西红柿含有蛋白质、脂肪、糖类、维生素 B_1、维生素 B_2、维生素 C、维生素 P、纤维素及钙、磷、铁、锌等成分，其营养丰富，是果、蔬、药兼备的食物。西红柿含有大量的维生素 C，不仅能防治坏血病，预防感冒，促进伤口愈合，还有抗氧化作用，对降低血胆固醇、防治动脉硬化有肯定的疗效。西红柿中的番茄素有助消化和利尿作用，可改善食欲。西红柿中的黄酮类物质有显著的降压、止血、利尿作用。西红柿中无机盐含量也非常高，属高钾低钠食品，有利于降压、改善血管功能和保护心肌细胞。西红柿中 B 族维生素含量非常高，其中包括具有保护心脏和血管、防治高血压作用的重要物质芦丁。常吃西红柿对脑动脉硬化、高血压、脑血栓、冠心病、神经衰弱等多种疾病有辅助治疗作用。

西红柿的吃法有多种，既可当水果生食，也可作为蔬菜炒煮、烧汤佐餐等，还可加工成番茄汁或番茄酱长期保存。

（2）洋葱：洋葱除含蛋白质、粗纤维和糖类外，还含有丰富的维生素 A、维生素 C、维生素 B_1、维生素 B_2 以及多种氨基酸、柠檬酸、苹果酸和钙、磷、铁等，其营养价值颇高。据报道，洋葱是目前所知唯一含前列腺素的植物，其含有的前列腺素 A 是较强的血管扩张剂，能降低外周血管阻力，降低血液黏稠度，从而使血压下降。洋葱中含有丰富的钙，常食洋葱可以补钙，起到辅助降压作用。另外，洋葱还含有降糖成分，洋葱所含的挥发油有降低血胆固醇的作用。经常食用洋葱及洋葱配伍的食品和菜肴对高血压、高脂血症、冠心病、糖尿病等患者均大有益处。

洋葱的吃法包括肉丝炒洋葱、凉拌洋葱丝、炝洋葱、洋葱粥等。必须注意的是，洋葱辛温，热病患者慎食。

（3）胡萝卜：胡萝卜具有丰富的营养，能够全面补充人体健康所需要的营养素。据科学测定，每100克胡萝卜中含有蛋白质0.6克，脂肪0.3克，糖类7.6克，维生素C 13毫克，烟酸0.3毫克，维生素B_2 0.05毫克，胡萝卜素3.62毫克，维生素B_1 0.02毫克，钙32毫克，磷30毫克，铁0.6毫克，还含有氟、钴、锰等微量元素。

胡萝卜具有增强免疫功能、益肝明目、健脾抗癌、降糖降脂、抗衰老等多种食疗功能。近年来，研究表明：胡萝卜中所含有的某些成分，例如槲皮素、山奈酚等能增强冠状动脉血流量，降低血脂，促进肾上腺素的合成，具有降低血压、强心作用，是冠心病、高血压病患者的食疗佳品。另外，胡萝卜中还含有降血糖物质，是糖尿病患者的食疗佳品。因此，胡萝卜对防治中老年人冠心病、高血压、糖尿病、癌症等具有重要意义，既是防治这些疾病的食疗佳品，又是强身健体、抗衰老的首选佳蔬，值得大力推广食用。

胡萝卜的吃法有多种，有凉拌胡萝卜丝、凉拌三丝、清炒胡萝卜、胡萝卜烧肉、胡萝卜炒猪肝等。值得注意的是，胡萝卜素是脂溶性物质，不宜生食，最好是油炒肉炖，以便于人体吸收。但加热时间不宜过长，以免破坏胡萝卜素；在烹调胡萝卜时，不要加醋，以免损失胡萝卜素。

（4）黄花菜：黄花菜中含有人体生长发育所需要的营养素，据科学测定，每100克黄花菜鲜花蕾中含蛋白质5.1克，脂肪3.2克，糖类30.8克，粗纤维9.3克，胡萝卜素0.69克，维生素B_1 0.06毫克，维生素B_2 0.16毫克，烟酸0.7毫克，维生素E 3.64毫克，钾719毫克，钙367毫克，铁5.8毫克，锌8.02毫克，磷146毫克，还含有谷氨酸、赖氨酸、精氨酸、谷甾醇、琥珀酸、秋水仙碱等。

黄花菜能显著降低血清胆固醇的含量，有利于冠心病、高血压患者的康复，可以作为冠心病、高脂血症、高血压患者的食疗佳蔬。

黄花菜的食用方法有黄花菜炖鸡、黄花菜炒鸡蛋、黄花菜炖豆腐等。值得注意的是，黄花菜含粗纤维素较多，肠胃病患者慎食。另外，要彻底加热，每次食量不宜过多。

（5）菠菜：菠菜富含叶酸，比其他营养补充剂更能有效预防心脏病。吃法：保存叶酸的最好方式是大火快炒，营养价值能保留最多。

（6）大白菜：大白菜有通便、健胃、防癌抗癌、预防心血管疾病等食疗作用。

实验研究表明，大白菜中的有效成分能够降低人体胆固醇水平，增加血管弹性，经常食用大白菜有助于预防动脉粥样硬化及冠心病。

（7）小白菜：小白菜有强身健体、延缓衰老、防癌抗癌、保持血管弹性等功效，可以降低血浆胆固醇，减少动脉粥样硬化的形成，对冠心病、高血压患者有辅助食疗作用。

（8）茄子：茄子中含有蛋白质、脂肪、糖类、多种维生素及钙、磷、铁等，营养丰富，是人们常吃的一种物美价廉的蔬菜。茄子的最大特点是含有大量的维生素P，其含量远远高于一般蔬菜和水果，它具有降低血压、增加血管弹性、降低毛细血管脆性、防止血管破裂出血、提高血管修复能力及降低血液中胆固醇、抗衰老等作用。茄子中维生素E的含量也较高，对防止动脉粥样硬化，延缓人体细胞衰老，改善脑细胞功能也有好处。茄子中含有较多的粗纤维，能促进胃肠蠕动，减少胆固醇的吸收，对防治高脂血症、冠心病和便秘十分有益。因此，高脂血症、高血压、冠心病、脑动脉硬化、中风等心脑血管疾病以及便秘患者宜多吃茄子。

茄子的吃法有很多种，可以炒茄子吃，也可以蒸茄子吃。茄子适于冠心病、高血压、动脉粥样硬化、脑血栓形成、坏血病、癌症患者食用。但必须注意，茄子性凉，脾胃虚寒，大便稀薄患者应少吃。

（9）芹菜：芹菜具有平肝清热、祛风利湿、醒脑提神、润肺止咳、通便、降脂、降压之功效，经常食用能降血脂、降血压、安神、醒脑，是高脂血症、高血压、脑动脉硬化、冠心病等患者的食疗佳品。

芹菜含有蛋白质、糖类、多种维生素以及钙、铁、磷、芹菜苷、挥发油、胡萝卜素等营养成分，其蛋白质和钙、磷、铁、维生素的含量高于一般蔬菜。芹菜中含有丰富的维生素P，能降低毛细血管的通透性，软化血管，具有降血压和降血脂的作用。

芹菜富含营养，色鲜味美，炒食和凉拌均可，荤素皆宜，还可做馅，别有风味。通常人们只是食用芹菜的叶梗，把叶片和根都弃掉了，其实作为防治高脂血症、冠心病的药膳食用时，最好将根、茎、叶一起洗净全用。

（10）荠菜：荠菜对于防治冠心病非常有益。科学研究显示，荠菜中含有乙酰胆碱、谷甾醇和季铵化合物，不但可以降低血液及肝中的胆固醇及三酰甘油的含量，而且还具有降低血压的作用。此外，荠菜中含有大量的粗纤维，食用后能够增强大肠蠕动，促进粪便排泄，从而增强新陈代谢功能，可帮助防治高脂血症、冠心病、高血压、糖尿病、肥胖症、大肠癌及痔疮等。所以，提倡冠心病患者食用荠菜。

荠菜的食用方法很多，可以炒食、凉拌、煮粥，也可以做馅。但必须注意，荠菜宽肠通便，便溏泄泻者慎食。

（11）黄瓜：现代研究表明，黄瓜含有蛋白质、脂肪、钙、磷、铁、B族维生素、丙醇二酸、维生素C、维生素E、烟酸等成分。黄瓜含有的纤维素对于促进胃肠道蠕动和降低血胆固醇、降低血压有一定的作用；维生素E有抗衰老的作用；丙醇二酸能抑制糖转化为脂肪；维生素C、烟酸等物质参与体内糖代谢以及氧化还原过程，促使细胞间质的生成，能降低毛细血管的脆性。另外黄瓜还能抑制胆固醇的合成，具有降血脂、抗血栓形成的功效。黄瓜对防治高血压、冠心病、脑动脉硬化等心脑血管疾病均有一定的作用，很适合冠心病患者食用。

黄瓜富含营养，色鲜味美，食用方法很多，炒食和凉拌均可，荤素皆宜，人们也爱把它当水果吃。

（12）芦笋：芦笋能够促进细胞正常生长，并且对癌细胞有一定的抑制作用。芦笋内还含有芦丁、维生素C等成分，能够降低血压，软化血管，扩张血管，强心利尿，减少胆固醇吸收。因此，芦笋可作为冠心病、高血压患者的辅助治疗食品。

（13）马铃薯：现代医学研究表明，马铃薯能供给人体大量有特殊保护作用的黏液蛋白。能保持消化道、呼吸道、关节腔、浆膜腔的润滑，保持血管的弹性，有利于预防动脉粥样硬化的发生。经常食用马铃薯对于防治动脉粥样硬化、冠心病患者十分有益。但应注意，发芽的马铃薯不能吃。

（14）魔芋：魔芋中所含有的黏液蛋白能减少人体内胆固醇的积累，预防动脉粥样硬化和防治心脑血管疾病。魔芋能润肠通便，减少人体内胆固醇的积累，对防治冠心病、高血压有重要意义。在食用魔芋时必须注意，魔芋有毒，必须煎煮3小时以上才可食用，而且每次食量不宜过多。

（15）大蒜：大蒜除含有蛋白质、脂肪、糖类、多种维生素、胡萝卜素及钙、磷、铁外，还含有大蒜辣素、硫醚化合物：芳樟醇等成分。现代研究表明，大蒜中含有的大蒜素和硒均有助于降压。大蒜可以降低血清胆固醇和三酰甘油，大蒜中的蒜氨酸和环蒜氨酸是降血脂的有效成分。从大蒜中提取的甲基烯三硫和二烯丙基二硫具有很强的抗血小板聚集作用，能降低血液黏稠度，预防心绞痛、中风等的发生。常吃大蒜能有效地防治高血压、冠心病、动脉硬化，所以冠心病患者宜适当多食大蒜。

需要说明的是，大蒜中的有效成分遇热会失去作用，所以以生食为佳。由于大蒜的刺激性较强，过食可损伤胃黏膜，所以吃大蒜应适量，不宜过食，不可空腹食用。

2. 菌藻类

菌藻类食物富含多种氨基酸、微量元素、维生素等营养成分，能调节血液中总胆固醇和三酰甘油的水平，并能升高高密度脂蛋白，降低低密度脂蛋白，有助于冠心病患者的调养。

（1）黑木耳：现代医学研究表明，黑木耳中含有一种抗凝血作用的物质，对于防治冠心病等心脑血管疾病有益。另外，黑木耳具有通便排毒、抗血小板凝集、降血脂、增强免疫功能、抗癌等功效。黑木耳有"天然抗凝剂"的美称，定期食用黑木耳，对于防治动脉粥样硬化有益。

作为一种食用真菌，黑木耳加工食用时肉质肥厚，滑脆爽口，营养成分丰富，具有极高的营养价值。黑木耳中含有植物胶质体，是一种有益人体健康的天然滋补品，定期食用黑木耳，有利于吸附沉积在人体消化道和呼吸道里的灰尘及杂物，起到排毒养颜的作用。是从事矿山、冶金、化工、毛纺、养路、教学等工作的人员不可或缺的保健食品。

（2）香菇：香菇营养丰富，味道鲜美，为医食兼备的保健食品。据科学测定，每 100 克干香菇中含脂肪 1.8 克，糖类 54 克，粗蛋白质 19 克，粗纤维 7 克，无机盐（如钙、磷、铁、钾、钠、锌、硒）4 克，丰富的维生素及香菇多糖等。香菇能提高机体免疫功能，延缓衰老，防癌抗癌，降血脂、降血压，预防及治疗动脉粥样硬化、冠心病、高血压等疾病。

（3）草菇：现代医学研究表明，中、老年人经常食用草菇可以帮助减少体内的胆固醇含量，对于预防冠心病、高血压有益。

草菇是食疗佳品，它味道鲜美，营养丰富。据测定，每 100 克草菇中含维生素 C 206.28 毫克，蛋白质 2.66 克，脂肪 2.24 克，烟酸 46.88 毫克，维生素 B_1 0.35 毫克，维生素 B_2 2.89 毫克。草菇有"素中之荤"之称，是蛋白质来源之一。草菇蛋白质由 18 种氨基酸组成，人体必需的八种氨基酸全有，占氨基酸总量的 38.2%。

（4）蘑菇：蘑菇具有丰富的营养成分。据科学测定，蘑菇含粗蛋白质 23.9%～34.8%，粗脂肪 1.7%～8.0%，粗纤维 8.0%～10.4%，无机盐 7.7%～12.0%，以及丰富的维生素和铁、钾、硒、磷等微量元素。

蘑菇有"植物肉"之称。因此，蘑菇中所含蛋白质高于乳品，接近肉类。脂肪种类齐全，不饱和脂肪酸高于饱和脂肪酸，含量为 2.1%，占脂肪酸总量的 69%，另外，蘑菇中还含有人体必需氨基酸，例如亮氨酸、异亮氨酸、赖氨酸、苏氨酸、苯丙氨酸、组氨酸、蛋氨酸等，占氨基酸总量的 38.9%。

经常食用蘑菇对于防治冠心病、高脂血症大有益处。

（5）紫菜：现代研究表明，紫菜含有蛋白质、脂肪、糖类、胡萝卜素、多种维生素、胆碱，以及烟酸、钙、磷、铁、碘等成分。紫菜含碘量非常高，可用于治疗甲状腺肿大。紫菜中含有的二十碳五烯酸可降低血清胆固醇，所含红藻素等活性成分可防止血栓形成。紫菜中还含有藻朊酸钠和锗等，可促进镉等有害物质的排出，有助于高血压的防治。经常食用紫菜汤羹佳肴，对高脂血症、高血压、冠心病、脑动脉硬化、中风等心脑血管疾病的防治大有好处。

（6）海带：海带属于水溶性纤维，可加速胆固醇排出体外，还能预防动脉硬化。吃法：海带本身含钠，吃时少加调味料。

3. 肉食类和水产品类

（1）兔肉：兔肉被公认为是一种"美容肉""保健肉"。因为兔肉是一种高蛋白、低脂肪、低胆固醇食品，含有丰富的蛋白质，含量为 21.5%，肉质细嫩，易于消化吸收。它含有较低的脂肪，仅为 3.8%。它的胆固醇含量很少，而卵磷脂含量较多，具有较强的抑制血小板聚集的作用，可防止血栓形成，保护血管壁，起到预防动脉硬化的作用。中医学认为兔肉性味甘平，具有补中益气、止渴健脾、通利大便、滋阴凉血之功效。是冠心病、动脉粥样硬化患者的理想保健食品。

（2）鸽肉：鸽肉的蛋白质含量高达 24.49%，而脂肪含量仅为 0.73%，它肉质细嫩，味道鲜美。性平，味甘、咸，有滋养肝肾、补益脾胃、祛风解毒等功效。现代医学研究表明，鸽肉不仅蛋白质含量高、脂肪含量低，而且富含人体必需氨基酸。因此，鸽肉适合冠心病、肥胖症、高脂血症、高血压、糖尿病患者食用。

（3）鸡肉：鸡肉营养价值较高，自古以来就是强身滋补佳品。中医学认为，鸡肉性味甘温，有补中益气、滋补五脏、补精添髓之功效。据科学测定，每 100 克鸡肉中含蛋白质 23.3 克，脂肪 1.2 克，还含有钙、磷、铁、烟酸、维生素 A、维生素 B_1、维生素 B_2、维生素 C、维生素 E 等。鸡肉含脂肪量少，而且所含脂肪又多为不饱和脂肪酸。因此，鸡肉是中、老年人养生保健及心血管病患者的理想滋补食品。

（4）海参：海参具有较高的营养和药用价值，它含有蛋白质、糖类、人体多种必需氨基酸及微量元素等，属高蛋白、低脂肪的营养食品。海参所含的明胶比鱼类多，并含有大量的黏蛋白，其中包括硫酸软骨素成分。近年来的研究表明，人体硫酸软骨素的减少与肌肉的衰老现象有关，食用海参有助于机体保持活力。海参富含钒，钒是人体必需的微量元素之一，参与脂肪代谢，能降低血脂，对防治心脑血管疾病有益。从海参中提取的结构类似皂角苷的物质，对中风导致的痉挛性麻痹有治疗效果。还有研究表明，常食海参能降低血脂，稳定、降低血压，因此，海参很适合高脂血症、高血压、冠心病、中风等心脑血管病患者食用。

（5）海蜇：海蜇为海蜇科动物海蜇的加工制品，分为海蜇皮和海蜇头，是常用的下酒海味。据分析测定，海蜇中含有蛋白质、糖类、钙、铁、烟酸、维生素 B_1、维生素 B_2，还含有丰富的碘及胆碱。海蜇性平，味咸，具有清热、降压、化痰、消积等功效。海蜇中含有丰富的甘露多糖等胶质，对防治动脉粥样硬化有一定的功效，适合冠心病患者食用。

（6）牡蛎：牡蛎肉中含有丰富的氨基酸、牛磺酸、锌、硒。牡蛎提取物有明显的抑制血小板聚集的作用，能够降低高脂血症患者的血脂水平。对于防治高脂血症、动脉粥样硬化、冠心病及脑血管病患者十分有益。

（7）虾：根据其生长的环境，分为海虾和淡水虾两种，海虾又称红虾，包括龙虾、对虾等。淡水虾的主要品种为青虾。虾有补肾壮阳的功效。虾属于高蛋白、低脂肪食品，适合冠心病患者适量食用。以生长于海洋中的对虾为例，每100克鲜对虾中含蛋白质20.6克，脂肪0.7克，钙35毫克，磷150毫克，铁0.1毫克，以及维生素A、维生素B_1、维生素B_2、烟酸等。这些营养成分对于维持人体健康是十分重要的。

（8）淡菜：现代研究表明，淡菜含有蛋白质、脂肪、糖类、钙、磷、铁、多种维生素等成分，其营养价值极高。若以鸡蛋的营养指数为100，那么淡菜则为98（仅次于鸡蛋），而虾为95，牛肉为80，都不及淡菜。淡菜含有多种人体必需氨基酸，其中的不饱和脂肪酸尤其是二十碳四烯酸较高，对降低胆固醇、降低血压、软化血管以及改善机体血液循环和器官功能都有重要作用，同时淡菜不像其他海产品那样咸，具有降压的功效。

（9）甲鱼：甲鱼含蛋白质、脂肪、糖类、钙、磷、铁、碘、烟酸、维生素A、维生素B_1及维生素B_2等，具有滋阴凉血、软坚散结及补气强身等作用，还有较好的降低血胆固醇作用。甲鱼脂肪中含有较多的不饱和脂肪酸（亚油酸），亚油酸有减轻胆固醇在血管壁上的沉积及防止动脉粥样硬化的作用。长期以来，甲鱼以滋补良药著称于世，对于防治动脉粥样硬化及肝脾大有良好疗效。

（10）乌鱼：乌鱼含蛋白质、脂肪、糖类、钙、磷、铁、碘、胆碱、烟酸、维生素B_1及维生素B_2等，有养肝益肾、利尿消肿、补气健脾的功效。长期以来，乌鱼用于治疗高血压、动脉粥样硬化、肝硬化、腹水等，取得良好疗效。乌鱼属于高蛋白低脂肪食品，其蛋白质容易消化吸收，适合动脉粥样硬化及冠心病患者食用。

（11）鲍鱼：鲍鱼名列海味之冠，是海产"八珍"之一，是非常名贵的海中珍品之一。以体大肉厚、外形平展、肉色淡红、润而不潮，稍有白霜，味鲜淡者为上品。鲍鱼味甘咸，性平。能滋阴清热、养肝明目。其肉质细嫩，鲜而不腻，营养丰富。据科学测定，每100克鲍鱼肉中含蛋白质24.1克，脂肪0.73克，钙36毫克，磷156毫克，铁0.12毫克，还含有维生素B_1和维生素B_2。鲍鱼肉鲜而味浓，烧菜、调汤，妙味无穷。适合冠心病患者及年老体弱者食用。

（12）鲨鱼：近年来科研人员从鲨鱼软骨中提取出一种药用成分叫硫酸软骨素D，是一种酸性黏多糖。它能抗动脉粥样硬化和抗凝血，并且有降低血脂的作用，也具有一定的抗心肌缺血作用，可用于治疗冠心病等心脑血管疾病。

鲨鱼鳍经过加工后成为有名的海味——鱼翅。鱼翅营养丰富，滋味鲜美。自古以来被视为"海味八珍"之一。其蛋白质含量很高，每100克干鱼翅中可达83.5克，脂肪0.3克，钙146毫克，磷194毫克，铁15.2毫克。鱼翅味甘性平，能益气、开胃、补虚。属于优良的清补食品，适合冠心病患者食用。值得注意的是，除明翅以外，其他鱼翅在食用前必须经过刮沙、去骨、水发等加工过程，然后再烹饪成白扒鱼翅、芙蓉鱼翅、鸳鸯鱼翅等珍馐佳肴。

（13）带鱼：现代研究表明，带鱼鳞中含有较多的卵磷脂，可以健脑和抗衰老。另外，带鱼含油脂较多，含有多种不饱和脂肪酸，但其胆固醇含量不高。对于冠心病患者来讲，经常适量地吃些带鱼是有益的。带鱼的吃法有多种，常见的有红烧鱼块、油煎带鱼等。

（14）银鱼：银鱼是营养学家所确认的长寿食品之一，有"鱼参"之称。据测定，每100克银鱼中含蛋白质8.2克，脂肪0.3克，糖类1.4克，钙258毫克及多种维生素。经过干制后的银鱼钙含量为群鱼之冠，为老年人补钙之佳品。

银鱼肉质细腻，洁白鲜嫩，无腥味，无骨刺。吃法有多种，如干炸银鱼、银鱼炒蛋、银鱼蛋汤等。其中银鱼蛋汤、银鱼炒蛋为江南应时名菜。银鱼适合冠心病患者食用。

（15）黄鳝：黄鳝也是一种淡水鱼类，它的营养价值在某些意义上说，比鲤鱼、鲫鱼都高。它的营养成分丰富而又齐全。每100克黄鳝肉中含蛋白质18.8克，脂肪0.9克，钙38毫克，磷150毫克，铁1.6毫克，还含有维生素A、维生素B_1、维生素B_2、烟酸等。

黄鳝的药用价值很高，能够辅助治疗糖尿病、营养不良性水肿。黄鳝肉属于高蛋白质、低脂肪的营养食品，它肉质细嫩，味道鲜美，消化吸收率高。特别适合年老体弱的冠心病患者食用，也特别适合冠心病合并糖尿病的患者或者冠心病合并肝硬化腹水的患者食用。

4. 五谷杂粮、乳制品类

（1）荞麦：荞麦中蛋白质的含量与大米相当，但人体必需的赖氨酸含量较高。荞麦中所含的脂肪主要是对人体有益的油酸和亚油酸，具有降低血脂的作用。荞麦中含有芦丁和烟酸，具有降低血脂和胆固醇的作用。荞麦中还含有较多的无机盐，尤其是磷、铁、镁等，具有保护血管和抗血栓形成的作用。流行病学调查表明，在以荞麦为主食的地区，高血压、冠心病、脑动脉硬化的发病率较低。常食荞麦有助于预防和治疗高血压、冠心病、中风等心脑血管疾病。

荞麦的吃法较多，可制成馒头、饼食用，也可做成面条、粥等食用。但需注意的是，肿瘤患者忌食荞麦，脾胃虚寒者不宜服用。荞麦一次不可吃得太多，否则容易导致消化不良。

（2）燕麦：现代医学研究表明，燕麦是冠心病患者的理想食品。燕麦中氨基酸含量丰富，并且富含植物纤维及植物蛋白。燕麦中含有大量的水溶性纤维素，这种纤维素能够降低血清胆固醇的含量，防止冠心病的形成及发展。

近年来，研究表明，燕麦中含有丰富的亚油酸、卵磷脂及 B 族维生素等。这些营养成分能显著降低血清总胆固醇、三酰甘油和 β-脂蛋白。同时能清除沉积在血管壁上的低密度脂蛋白，防治动脉粥样硬化。

燕麦还是高效降血脂食疗佳品。它只对高脂血症患者产生降血脂作用，正常人食用后血脂仍保持正常。所以，燕麦是有病治病、无病防病的理想健身食品。经常食用燕麦的人群，不仅高脂血症发病率低，体质好，而且恶性肿瘤的发病率也较低。经常食用燕麦或燕麦食品，不仅可以平衡膳食，营养全面，而且对于防治心脑血管疾病大有益处。

（3）薏米：薏米降低胆固醇的效果不输于燕麦。它属于水溶性纤维，可加速肝脏排出胆固醇。吃法：薏米汤易增加热量，最好将薏米煮成饭。

（4）玉米：玉米所含的脂肪主要是不饱和脂肪酸，其中 50% 为亚油酸，亚油酸可抑制胆固醇的吸收。玉米油含维生素 E 较多，是一种良好的药物，长期食用可降低血中胆固醇，软化血管，是高血压、冠心病、肥胖症患者和老年人的理想食用植物油。现代研究表明，多食玉米可预防高血压、冠心病、心肌梗死的发生，并具有延缓细胞衰老和脑功能退化的作用。玉米中还含有一种长寿因子——谷胱甘肽，具有防癌作用。

应当注意的是，玉米中缺少一些人体必需的氨基酸，如色氨酸、赖氨酸等，单食玉米易致营养失衡，所以应注意与豆类、大米、面粉等混合食用，以提高其营养价值。

（5）小米：小米主要成分有蛋白质、脂肪、淀粉及纤维素等。有益气和中及解毒除热之功效。为年老体弱或大病之后滋补身体之良药。

据科学测定，每 100 克小米中含蛋白质 9.7 克，脂肪 3.5 克，淀粉 72～76 克，钙 29 毫克，磷 240 毫克，铁 4.7～7.8 毫克。现代医学研究发现，小米中所含有的纤维素能够降低人体血液中的血脂水平，对于防治动脉粥样硬化和冠心病十分有益。食用方法以小米加枸杞子或者小米加大枣熬粥喝为佳。

（6）红薯：现代研究表明，红薯含营养素种类较多，每 100 克红薯中含蛋白质 15 克，糖类 25 克，钙 18 毫克，膳食纤维 13 克，其维生素 A 及维生素 B$_1$、维生素 B$_2$ 的含量比大米和面粉还高。红薯中糖类的主要成分是淀粉。易被人体消化吸收和利用。红薯可提供给机体大量的胶体和黏多糖类物质，能保护黏膜，提高机体免疫力，促进胆固醇的排泄，保持血管壁的弹性，避免过度肥胖，降低血脂、血压，防止动脉粥样硬化。同时红薯还可促进脑细胞功能，延缓智力减退。经常食用红薯可预防心脑血管疾病，减少皮下脂肪，冠心病患者宜常吃。

应当注意的是，由于红薯中含有气化酶，进入胃肠道后容易产气、产酸，只有煮熟蒸透后气化酶才被破坏，其中的淀粉也才能被很好地消化吸收，所以红薯宜熟吃而不要生吃，且不宜吃得过多，以免引起反酸、腹胀及排便过多等。

（7）麦麸及麦芽：麦麸又叫麸皮，为小麦加工时脱下的麸皮。近年来医学研究证明，麦麸是一种高膳食纤维食物。饮食中增加高膳食纤维食物能够增强胃肠蠕动，增加脂肪及粪便排泄量。降低血清胆固醇水平，减慢动脉粥样硬化的形成。对防治高脂血症、冠心病、动脉粥样硬化、结肠癌、糖尿病患者十分有益。

近年来，有研究表明，麦芽中含有丰富的维生素E，能够降低血液中的黏稠度，防止动脉粥样硬化的形成，对于防治冠心病十分有利。对于有条件的冠心病患者，建议喝一些麦芽粥，对身体健康十分有益。

（8）芝麻：芝麻中脂肪油含量高达60%，其主要成分是油酸、亚油酸、亚麻酸等不饱和脂肪酸，这些物质既具备抗衰老的特性，又能够促进胆固醇的代谢，消除动脉血管壁上的脂肪沉积物，对于软化血管及维持血管壁的弹性具有重要作用。所以，芝麻及芝麻油被誉为"动脉血管内的清道夫"，长期食用芝麻不仅能延缓衰老，而且能有效地阻止动脉粥样硬化的发生及发展，预防冠心病及脑卒中等心脑血管疾病。

现代医学研究认为，芝麻之所以能抗衰老，主要是其含有丰富的维生素E。动物实验证明，维生素E可以使实验动物的寿命延长15%～75%，维生素E不仅能促进细胞分裂，而且能延缓细胞衰老的进程，能抑制脂质过氧化反应，维持细胞膜结构的完整与功能的正常。所以，要预防心脑血管疾病和抗衰老，建议中老年人多吃一些芝麻。常用的食疗药膳食谱有芝麻粥、芝麻炒小白菜、芝麻酱、芝麻辣豆腐等。

（9）黄豆：黄豆的营养成分比较全面，具有很高的营养价值。除含有丰富的蛋白质和脂肪外，还含有丰富的卵磷脂和维生素B_1、维生素B_2、维生素E、维生素A、叶酸、烟酸、大豆黄酮苷、钙、铁、磷等。黄豆中的蛋白质含量为35%～40%，而且氨基酸的种类较全，所含人体必需氨基酸的比例与人体的需要相接近，其蛋白质的质量不亚于动物蛋白，所以有"植物肉"、"绿色牛乳"的美誉。黄豆中的脂肪含量为15%～20%，以不饱和脂肪酸居多，有降低胆固醇、软化血管等作用，所以被营养学家推荐为防治高血压、冠心病、动脉硬化等疾病的理想食品。

由于黄豆中含有一种胰蛋白酶抑制素，会影响人体内胰蛋白酶的消化作用，所以整粒黄豆难以消化，经过加工后的豆制品破坏了这种物质，就变得容易消化了，因此，食用黄豆应以豆制品为主。黄豆可加工制成上百种豆制品，常食用的有豆腐、豆浆、豆芽、豆腐干、腐竹等。

（10）绿豆：绿豆的营养价值很高，据测定，每 100 克绿豆中含蛋白质 23 克，脂肪 0.8 克，糖类 60 克，钙 80 毫克，磷 360 毫克，铁 70 毫克，此外还含有胡萝卜素、多种维生素等。绿豆是高钾低钠食品，K 因子（钾/钠比值）高达 200，能降低血压和维持血压的稳定。动物实验证明，绿豆粉能有效降低高脂血症家兔的血清胆固醇、三酰甘油和低密度脂蛋白，明显减轻冠状动脉粥样硬化病变。临床观察发现，高脂血症患者每日进食 50 克绿豆，血清胆固醇可有明显下降。因此，高血压、高脂血症及冠心病等患者宜多食绿豆。

绿豆的吃法有多种，除制成豆沙、糕点、粉丝，做绿豆粥饭外，生成绿豆芽炒食，味道更鲜美，营养也更丰富。

（11）蚕豆：蚕豆含有丰富的营养成分。据科学测定，每 100 克蚕豆中含蛋白质 28.2 克，脂肪 0.8 克，糖类 49 克，钙 67 毫克，磷 305 毫克，铁 5.2 毫克，烟酸 2.7 毫克，维生素 B_1 0.31 毫克，维生素 B_2 0.11 毫克，还含有磷脂、胆碱、葫芦巴碱等物质。蚕豆中蛋白质含量丰富，其蛋白不含有胆固醇，可以提高食品营养价值，预防心血管疾病。但应注意，不宜食用鲜嫩蚕豆，应以煮食为主；蚕豆性滞，过食易使人腹胀。对蚕豆过敏者忌食。

（12）豌豆：豌豆具有丰富的营养成分。据科学测定，每 100 克豌豆中含蛋白质 24.6 克，脂肪 1 克，糖类 57 克，粗纤维 4.5 克，钙 84 毫克，磷 400 毫克，铁 57 毫克，胡萝卜素 0.04 毫克，维生素 B_1 1.02 毫克，维生素 B_2 0.12 毫克，烟酸 2.7 毫克。豌豆中含有大量粗纤维，能够促进大肠蠕动，保持排便通畅，起到清洁肠道的作用。食用豌豆对于防治高脂血症、冠心病有益。

（13）赤小豆：赤小豆中含有丰富的营养成分。据科学测定，每 100 克赤小豆中含蛋白质 20.7 克，脂肪 0.5 克，糖类 58 克，粗纤维 4.9 克，维生素 B_1 0.31 毫克，维生素 B_2 0.11 毫克，烟酸 2.7 毫克，磷 305 毫克，钙 67 毫克，铁 5.2 毫克。赤小豆属于低脂肪、高蛋白、高纤维素食物。适合高脂血症合并冠心病的患者食用。

（14）牛奶：牛奶是营养佳品，除含有高质量的蛋白质外，还含有钙、铁、维生素 B 等。牛奶中含有人体不能合成的八种人体必需氨基酸，其中蛋氨酸有抑制交感神经的作用，有助于维持人体的生理、心理平衡，减轻高血压。牛奶能防止动脉硬化。动物实验证实，牛奶中所含的蛋白质，能清除血中过量的钠，所以能防止动脉硬化、高血压的发生；其中有些蛋白还有助于保持血管的弹性，延缓动脉硬化。牛奶能降低血胆固醇。其所含的乳清酸，能影响脂肪的代谢。还有一种耐热的化合物，可以抑制胆固醇的合成，牛奶中所含的钙质和胆碱，具有促进胆固醇从肠道排泄、减少其吸收的作用。所以，牛奶是一种可以降低胆固醇的食物。

对 50 岁以上的人，骨钙丢失日趋严重，出现骨质疏松、骨质增生等，因缺钙引起的疾病也随之而来。牛奶不仅含钙量高，而且吸收好，钙对心肌还有保护作用。牛奶中还含有多种维生素和无机盐。冠心病患者应选择脱脂奶酸奶，对维持身体良好的营养状况、延缓冠心病的发展有益处。

5. 干果类

干果类食物富含对心脏有益的氨基酸和不饱和脂肪酸，能降低心脏病的危险。卵磷脂能维持血管弹性，预防动脉硬化。因此常食用适量干果有益于冠心病的调养。

（1）杏仁：现代医学研究表明，杏仁可有效预防血小板凝结。即使每周只吃一次坚果，也能减少 1/4 患心脏病的风险，其中特别推荐杏仁。吃法：将杏仁磨成粉状，拌入沙拉或菜肴中，不但能增加口感，而且能充分吸收营养。

（2）栗子：现代医学研究表明，栗子中含有丰富的不饱和脂肪酸、多种维生素和矿物质，可以有效地预防和治疗冠心病、动脉硬化、高血压等心脑血管疾病。

栗子的食用方法有多种，可以将栗子炒熟或煮熟后吃，也可以将栗子做成栗子糕、栗子糊吃；还可以将栗子烧白菜，佐餐食用。值得注意的是，脾胃虚弱、消化不良者不宜多食栗子。

（3）松子仁：现代研究表明，松子具有较高的营养和药用价值。据测定，每 100 克松子仁中含蛋白质 16.7 克，脂肪 63.5 克，糖类 9.8 克，还含有丰富的钙、磷、铁等。松子中的脂肪成分为亚油酸、亚麻酸等不饱和脂肪酸，有软化血管和防治动脉粥样硬化的作用；松子中含磷较为丰富，对人的神经系统有益；松子有润肠通便作用，老年体虚便秘者常食松子有较好的治疗效果；同时松子还有降低胆固醇、强健四肢关节等作用。常食松子对高血压、冠心病、风湿性关节炎、神经衰弱、老年性便秘、慢性支气管炎咳嗽等多种疾病均有一定的辅助治疗作用。

（4）核桃仁：现代研究表明，核桃仁含有蛋白质、脂肪、糖类、维生素 A、维生素 E 及钙、磷、铁、锌、铬、锰等营养成分。其中脂肪酸含量特别高，且主要成分是亚油酸，不仅能给机体提供营养，有助于提高血清白蛋白，同时能降低胆固醇，防止动脉粥样硬化。核桃仁所含的锌、铬、锰等微量元素在降血压、降血糖和保护心脑血管方面具有重要作用。另外，核桃仁可给大脑提供充足的营养素，常食之有改善脑细胞功能、健脑益智、安神助眠的作用。核桃仁还可润肠通便，对老年体虚及粪便秘结者用之也较适宜。常吃核桃仁对防治动脉硬化、高血压、失眠、便秘、冠心病、中风及其后遗症、老年性痴呆等多种慢性病都有益处，是中老年人的优质食品，故有人把它称作"长寿果"。

（5）桂圆：近年来有研究认为，桂圆可以降脂护心，延缓衰老。桂圆肉可以降低血脂，增加冠状动脉血流量，经常食用桂圆对于冠心病患者康复十分有益。

6. 水果类

心血管疾病已经成为人类健康的"头号杀手"，不管是预防或辅助治疗心血管疾病，医生和营养学家都建议人们要适当多吃水果，因为，越来越多的研究显示，水果对预防心血管疾病有重要作用。现代医学研究认为，有利于防治冠心病的水果应当具备下列作用：①营养心肌，保护心肌或者能增加冠状动脉血流量；②降低血脂或者血压水平；③抗动脉粥样硬化。

从营养学的观点来看，有利于防治冠心病的水果应该是具有丰富的膳食纤维各种维生素、低热量、低脂肪。临床实践证明，常食下列水果对冠心病患者康复有益。

（1）无花果：现代营养学研究发现，无花果营养成分齐全而又丰富，富含粗纤维、胡萝卜素、维生素 B_1、维生素 B_2、烟酸、维生素 C、维生素 E、钾、钠、镁、钙、铁、锌、锰、铜、硒、磷，还含有枸橼酸、苹果酸、脂肪酸、琥珀酸、延胡索酸及人体必需的多种氨基酸等。

现代医学研究表明，无花果具有健脾消食、润肠通便、防癌抗癌、降低血脂、降血压等作用。无花果中所含有的脂肪酶、水解酶等有降低血脂和分解脂肪的作用，故能降低血脂，减少脂肪在血管壁内的沉积，有降低血压、预防冠心病的作用。

（2）梨：现代研究认为，食梨能防止动脉粥样硬化，抑制致癌物质亚硝胺的形成，因此，能够防癌抗癌。梨还具有增加血管弹性、降低血压的作用。食梨还能增强心肌活力，降低血压，保持身体健康，对防治冠心病有益。但须注意的是，梨性凉，凡脾胃虚寒，便溏者不宜食。

（3）橘子：橘子中含有大量的天然维生素 C，具有抗氧化作用，能消除沉积在动脉血管中的胆固醇，有利于动脉粥样硬化发生逆转。

橘瓣外的橘络含有果胶，可促进通便，降低胆固醇。橘络中还含有一种叫芦丁的物质，能使血管保持正常的弹性和致密性，减少血管壁的脆性和渗透性。

橘皮中含有丰富的橘皮苷，能加强毛细血管的硬度、降血压、扩张心脏冠状动脉。有资料证明橘子在烧烤的过程中，橘皮中的橘皮苷等成分可渗入橘子瓤。因此，可选择带皮烤制的橘子食用。

（4）柿子：柿子含有丰富的蛋白质、糖类及脂肪、胡萝卜素、果胶、单宁、多种维生素、碘、铁、钙、钾等，具有较高的营养价值，享有"果中圣品"之美誉。柿子及经加工而成的柿饼均属高钾低钠食品，经常食用能降低血压和保护血管；柿子汁所含单宁成分及柿叶中提取的黄酮苷能降低血压，并能增加冠状动脉的血流量，有利于维持心肌的正常功能活动。临床观察表明，取野生柿子榨汁，以牛奶或米汤调服（可加适量冰糖），每次服半茶杯，对防治中风确有疗效，常吃柿子有益于高血压、冠心病、中风等心脑血管疾病的防治。

值得注意的是，未成熟的柿子可在胃酸的作用下形成不溶性硬块（胃柿石），胃溃疡患者食用不慎可引起胃出血甚至胃穿孔。所以柿子不要空腹吃，一次不可多吃，不熟的柿子不要吃。

（5）西瓜：西瓜中含有蛋白质、糖类、粗纤维、钙、磷、铁、胡萝卜素、维生素 C、维生素 B_1、维生素 B_2、烟酸等。具有清解暑热、补充营养、美容养颜、抗衰老、利尿降压、治疗肾炎、预防心脑血管疾病等食疗作用。

另外，西瓜皮（又叫西瓜翠衣）中的营养也十分丰富，含有葡萄糖、苹果酸、枸杞碱、精基酸、番茄素及丰富的维生素 C 等，具有消炎降压、促进新陈代谢、减少胆固醇沉积、软化及扩张血管的作用，能有效地提高人体抗病能力，预防心脑血管疾病的发生。

值得注意的是，西瓜性寒质滑，凡中寒湿盛、脾虚泄泻者忌食。

（6）葡萄：新鲜的葡萄中含有一种能保护心脏的黄酮类物质。这种黄酮类物质能防止胆固醇斑块的形成，葡萄颜色越深，含黄酮类物质越多。

食用葡萄要适量，并不是越多越好。每日食用十几颗中等大小的葡萄最为适宜，过量食用会使血液中三酰甘油及血糖水平升高。糖尿病患者尤其要慎食。

（7）芒果：现代医学研究表明，芒果具有抗菌消炎，防癌抗癌，祛痰止咳，明目，降低血胆固醇等食疗作用。芒果中含有丰富的维生素 C，常食芒果可以不断地补充人体内维生素 C 的消耗，降低血液胆固醇、三酰甘油含量，有利于防治动脉粥样硬化、冠心病及其他心脑血管疾病。

芒果的吃法有直接食用芒果和饮用芒果汁、喝芒果茶等。值得注意的是，芒果一次不宜食人过多；也不宜与大蒜等辛辣食物同食，否则易致黄疸。

（8）苹果：苹果营养丰富，含有糖类、蛋白质、脂肪、粗纤维、钙、铁、钾，以及维生素 B_1、维生素 B_2、维生素 C、山梨醇、香橙素等。苹果含糖量高，其中主要是果糖、还原糖和蔗糖，容易被人体吸收；苹果含有的苹果酸、枸橼酸等有机酸和芳香醇类使苹果香馥浓郁，甜酸爽口，可以增进食欲，促进消化，有较好的保健作用。苹果中含有较多的苹果酸，可使积存在体内的脂肪分解，具有减肥作用，能防止体态过胖。苹果中含有的果胶质是一种可溶性纤维质，有助于降低胆固醇，具有对抗动脉硬化的作用。苹果中含有的类黄酮还有抑制血小板聚集的作用，能降低血液黏稠度，减少血栓形成。苹果含有较高的钾，而含钠量很低，有利于降低血压；同时苹果的香气是治疗抑郁和压抑感的良药。许多试验表明，在诸多气味中，苹果的香气对人的心理影响最大，它具有明显的消除压抑感的作用。因此，高血压、冠心病、肥胖症、动脉硬化、中风、抑郁症等患者宜常吃苹果。

苹果除生吃外，还可加工成各种食品食用，但应注意不宜吃得过多，糖尿病患者、泌尿系结石患者不宜食用。

（9）香蕉：香蕉富含钾，钾能抑制人体对钠的吸收，有效地防治血管硬化，降低血中的胆固醇。香蕉中丰富的可溶性纤维——果胶，可促进肠蠕动，调整肠胃功能，利于治疗便秘。香蕉中所含的部分氨基酸能稳定神经，所以冠心病患者在睡前吃点香蕉，对失眠或缓解情绪紧张有帮助。

（10）猕猴桃：猕猴桃果实肉肥汁多，清香鲜美，甜酸宜人，且营养丰富，具有较高的保健价值，有"水果之王"、"中华圣果"之美誉。猕猴桃含有丰富的维生素、有机酸等营养物质，对于消化不良、食欲不振和冠心病、高血压患者有较好的治疗与预防作用。猕猴桃中所含的可溶性膳食纤维，能降低胆固醇、促进心脏健康、调节肠道菌群、防止便秘、快速清除并预防体内堆积的有害代谢物。

猕猴桃的吃法有多种，除鲜食外，还可加工成果汁、果酱、果酒、果脯等食用。应当注意的是，猕猴桃性寒伤阳，虚寒体质者及慢性肠炎患者应慎用。

（11）罗汉果：现代医学研究表明，罗汉果中含有亚油酸、油酸等多种不饱和脂肪酸，可以降低血脂，减少脂肪在血管壁内的沉积，对于防治高脂血症、动脉粥样硬化及冠心病具有一定疗效。

罗汉果可以生吃或者制成罗汉果茶或罗汉果粥食用。值得注意的是，罗汉果性凉，风寒感冒咳嗽患者不宜食用。

四、冠心病患者的"五色"饮食

动脉粥样硬化是引起冠心病的主要原因之一，保护心脑血管离不开科学的饮食习惯。饮食上防治冠心病的"五色"有：

1. 红色

每日可以饮少量红葡萄酒，但不能过量，以50～100毫升为宜。还可适当补充猪瘦肉、牛肉等红色肉类。还要多吃苹果和西瓜，苹果中的纤维可以降低低密度脂蛋白的含量，每日吃1个，可促进胆汁酸的排泄；西瓜含有大量氨基酸、葡萄糖等，每3日吃1次，1次不得多于80克，可以帮助控制血压。

2. 黄色

主要是指黄色蔬菜，如胡萝卜、甘薯、浅色西红柿。这几种黄色蔬菜富含胡萝卜素，有助于减轻动脉硬化。尤其不要小瞧胡萝卜，它可以做成油焖胡萝卜条、清蒸胡萝卜、油炒胡萝卜丝、胡萝卜水代茶饮、胡萝卜汁代果汁饮等多种花样的菜肴或饮品，具有降压、强心、降血糖等作用。还要多吃黄豆等豆类及豆制品。

3. 黑色

黑木耳是冠心病患者的首选菜肴。每日 5 ~ 10 克，因为黑木耳中含有大量维生素，对降低血黏度、血胆固醇有良好效果。还要多吃香菇，每日不超过 50 克，具有降低胆固醇的作用，最好是同鸡肉、猪肉等肉类炖在一起吃。

4. 白色

如燕麦粉、燕麦片，能有效降低血三酰甘油、胆固醇。还要多喝牛奶，因为牛奶中含有大量的蛋白质、钙、铁等多种人体需要的物质，能抑制胆固醇的含量，有助于防止冠心病进一步发展。尤其是 50 岁以上者，身体会不同程度出现骨质疏松、骨质增生，而牛奶含钙量高、吸收好，对心肌有保护作用，冠心病患者应选择脱脂奶、酸奶，每日早晨喝一杯，对身体健康有很好的促进作用。

5. 绿色

主要指绿叶蔬菜，如菠菜、韭菜、芹菜等，这些蔬菜都含有丰富的维生素和纤维素，可降低人体对胆固醇的吸收。尤其是芹菜，对冠心病及高血压患者都具有降低血压、镇静安神的作用。但吃这些蔬菜，一定要清淡，不能太咸、太油腻。每日食盐摄入量应控制在 3 ~ 5 克。

五 冠心病患者食谱的制订

制订食谱按通俗的话说就是"开菜单"，即将一日三餐的主食和副食的全部内容做好合理的安排，将三餐内容（包括加餐）开列在菜单上，作为制备膳食的指南，也是供给合理营养的依据，一切符合营养要求的膳食计划，只有通过合理的食谱才能体现出来，为了制订出适合冠心病患者病理、生理及营养需要的食谱，必须满足以下的要求：

1. 膳食内容须保证营养平衡

营养平衡是食谱设计的关键，所涉及的膳食内容必须使用餐者能够获得均衡营养，符合不同年龄、不同生理状况的需要。

2. 膳食应具有吸引力

食谱上所供应的食物，必须考虑其色、香、味、型和多样化。经过烹调制备，要求颜色美观，味道鲜美，而且品种和烹调方法要多种多样而不单调，能使用餐者通过视觉、嗅觉和味觉来促进消化液分泌，产生食欲，从而很自然地乐于进食。

3. 膳食能促进消化

编制食谱要考虑到每餐食物的搭配，既能使人有饱腹感，又可促进消化。油腻厚味难消化的食物尽量少食，或不要集中于一餐或一日，注意浓厚食品与清淡食品的搭配。还要考虑到季节性的特点，如夏日炎热出汗多，食谱内容应清淡、凉爽，冬季寒冷，菜肴可稍浓厚，并应尽量保持温热。

4. 合理安排餐次和用量

制订食谱应注意到合理的膳食制度，即合理安排一日的餐次和两餐之间的间隔、每餐的用量与质量。两餐之间的间隔不应太长，防止高度的饥饿感，同时也不宜太短，以免影响食欲和消化。两餐的时间间隔以 5~6 小时为宜。有些患者需要采用 1日 5~6 餐，应合理安排适当用餐时间。每日用餐定时，形成条件反射，利于产生旺盛的食欲，有利于消化吸收。

各餐的用量分配，应是午餐量稍多，早餐和晚餐量较少，例如早餐占全天总热能之 25%~30%，午餐占全天总热能之 40%，晚餐占全天总热能之 30%~35%。早餐除粮食外，应再搭配点供给丰富蛋白质的食物如牛奶、鸡蛋、豆浆或豆制品之类。午餐是营养平衡占热能比重稍多的一餐，晚餐是营养平衡而又比较清淡，油腻厚味不宜过多，以免加重胃肠负担，升高血液黏度。

5. 根据冠心病患者的特点制订食谱

食谱的制订根据患者的年龄、性别、工作性质、身高、体重、病情、营养状态及个人饮食习惯的不同，参照食物营养成分表制订，首先明确患者 1 日所需食物的总热量，然后按照各种营养素所占的比例选取合适主食、副食，辅以适宜的烹调方法，配合患者的饮食习惯，制订出适合不同患者的食谱。

六、针对药物不良反应的配餐

治疗冠心病的药物都具有扩血管的作用，无论是扩张主动脉等大血管，还是针对周围血管的扩张，都会对患者的消化吸收功能造成影响，从而造成恶心、呕吐、腹痛、腹胀、轻度腹泻或便秘等不良反应。

1. 针对恶心、呕吐的配餐

要进食易消化、清淡、刺激小、维生素含量丰富的食物。饭后勿立即躺下，以免食物反流，引起恶心。少食香蕉、核桃、茄子等不易消化的食物，而豌豆、熟栗子、乌贼等可适量多吃。同时忌烟酒，避免强烈气味刺激，出现恶心时可嚼些生姜，可减轻恶心症状。症状好转，可逐渐增加健脾强胃的食品，如赤小豆、饴糖、红枣等。

2. 针对腹痛、腹泻的配餐

有些患者服药后会出现腹痛、腹泻现象，针对这些症状，患者应进食含纤维量少、清淡、富含营养、柔软、易吸收、少含脂肪的食物，例如米汤、新鲜水果、蔬菜等，忌食生冷、油炸及刺激性食品。腹泻严重者要适当输液，以补充流失的水及电解质，防止脱水症状的发生。

3. 针对便秘的配餐

便秘会引起食欲减退，饮食也会减少，反过来又会加重便秘。这时候要注意饮食规律，而且要注意摄取通便性食物。便秘者每日清晨可饮一杯淡盐水，食用高纤维的膳食有助于防止便秘。平时多食新鲜水果如李子、梨、苹果、香蕉等，蔬菜如卷心菜、甜菜、菠菜等，以及豆类、芝麻、大蒜、坚果各种粗粮等食物，忌食油炸食品、甜食品、含酒精饮料、碳酸饮料及咖啡等。便秘严重者要请医生给予对症治疗。

七　冠心病患者忌吃的食物

(1) 螃蟹：螃蟹营养丰富，味鲜肉嫩，人人喜吃，是筵席待客的佳品，但心血管患者吃螃蟹是有害无益的，这是因为螃蟹含胆固醇很多，每100克蟹肉中含胆固醇235毫克，每100克蟹黄中含胆固醇460毫克。患有冠心病、动脉硬化症、高血压病、高脂血症的患者，食用含胆固醇过高的食物，会加重心血管病的发展。

(2) 巧克力：肥胖、冠心病患者不宜吃巧克力，这是因为巧克力含有脂肪和糖较多，吃后会引起体内脂肪代谢紊乱，使糖转变为脂肪，因而使人更加发胖。另外，脂肪在体内堆积过多，增加心脏负担，会使冠心病、动脉硬化患者病情加重。

(3) 可乐型饮料：可乐不是任何人都可以开怀畅饮的，尤其是患有冠心病及其他心脏病的人不宜过多饮用。这是因为，可乐是用可乐果配制成的。据国外测定，1瓶几盎司的可乐型饮料，含咖啡因50～80毫克。如果1次饮用得过多，则可因咖啡对胃黏膜的刺激作用而引起恶心、呕吐及眩晕、心悸。

(4) 糖：正常人的饮食中，已可获得足够的糖，甚至超过人体需要量。这时如再在食物中加入食糖，或正餐之外过多地吃甜食、糖果、巧克力等，就会使摄入的糖量大大超过人体需要。过多的糖不能及时消耗掉，便会转化为脂肪在体内堆积，加重心脏负担。

(5) 菜籽油：菜籽油中含有大约40%的芥酸。这种芥酸是对心脏病患者的心血管系统功能有很大危害的长链脂肪酸。如果冠心病患者长期食用菜籽油，使得血液中不断接受被酶消化的芥酸，日积月累，会使患者本来就不十分正常的心血管功能超负荷，更加容易诱发血管壁增厚和心肌脂肪沉积等病变，直接危害心脏病患者的健康。而且这种作用有如慢性中毒的效果，平时不为人觉察和注意。因此，为了有效防止冠心病的发展和加重，冠心病患者应该尽量少食用菜籽油为好。

(6) 胀气食品：心脏病患者消化吸收能力差，容易引起腹泻或肠胀气，可因胃部过度扩张而抬高横膈肌，影响心脏的活动，因此，豆浆、萝卜、葱等易产生胀气的食品不宜多吃，最好不吃。另外，一些刺激性食品如浓茶、咖啡、辣椒也不宜食用。

（7）浓茶和咖啡：冠心病患者饮茶宜清淡，最好选用绿茶（绿茶比红茶含咖啡因少），不宜把饮茶时间安排在晚上或清晨空腹时饮用。而对于咖啡，有冠心病倾向或已患冠心病者最好不要饮。

（8）酒：冠心病患者切不可饮酒过多，尤其不要饮度数高的烈性酒。但是可以根据本人身体情况，在病情稳定时适当饮极少量低浓度的酒，如米酒、黄酒、葡萄酒等，或饮用少量药用酒，饮酒量每日不要超过 50 毫升。如遇身体不适，精神情绪异常或有病情变化，则不要饮酒。

八、冠心病患者饮食烹饪常识

1. 食物烹饪原则

由于脂肪肝患者饮食要求的特殊性，在烹饪时要遵循相应的烹饪原则，即：色宜美，味宜鲜，多选素油，少放盐分，主食多蒸煮，副食少煎炸。

2. 蔬菜烹饪技巧

（1）多洗多泡：新鲜蔬菜一定要多洗多泡，丢弃黄腐叶。食品安全已成为世界性问题，蔬菜特别是绿叶鲜菜上市前大多沾染有农药，有的则有有害微生物和霉菌污染。为防止农药中毒和食源性传染病，新鲜蔬菜买回家后宜浸泡 30~60 分钟后再洗 3~4 次。

（2）先洗后切，急火快炒：若将蔬菜切后再洗，大量维生素就会流失。急火快炒亦是为了保存更多的维生素 C 和维生素 B，而且可以使菜肴色美味佳。

（3）现吃现炒，不要温热：蔬菜提前炒好，待吃时嫌凉又回锅加热后再吃，都会造成维生素的流失。据测定，烧好后的蔬菜温热 1 次的过程中可使维生素 B_1 损失至少 25%，而且加工后蔬菜放久了还能产生有毒的亚硝胺，不仅营养丢失，还可能致癌。

（4）绿色蔬菜不要炖煮：维生素 B 和维生素 C 都怕热、怕煮、怕文火煎煮。急火快炒的绿色蔬菜可使维生素 C 损失 17%，若焖 1 分钟，蔬菜里的维生素可再损失59%，在饭锅上蒸上 15 分钟，蔬菜里的维生素 C 丧失 95%。

（5）新鲜蔬菜切勿久储：新鲜绿色菜暂时不吃时应避光放在通风、干燥处或包住菜根部分存放冰箱冷藏。菠菜在 20℃ 存放 1 天以上可使维生素 C 损失 80%。所有青菜、柿子椒等新鲜蔬菜存放常温处，维生素和营养素都会慢慢消耗丢失。

（6）吃蔬菜含维生素丰富的部分：如黄豆芽的维生素主要在豆中，豆与芽中维生素比是 3:1。做饺子馅时菜汁被挤掉，损失菜中维生素 70% 以上；吃菜不喝汤同样要丢失 50% 的营养。

3. 肉类食品烹饪技巧

如肉类食品的烹调，一般有红烧、清炖和快炒 3 种。但从保存食品维生素着眼：清炖瘦猪肉将破坏维生素 B_1 60%~65%；用急火蒸的维生素 B_1 损失约 45%，而炒肉的维生素 B_1 损失仅 13%。因此，做荤菜时可尽量采用急火快炒的方法。

骨头做汤时设法敲碎并加少许醋，可促进钙、磷的溶解吸收。

4. 主食烹饪技巧

在做主食时，淘米搓洗可使大米中的 B 族维生素损失 1/4。米饭先煮后蒸可使 B 族维生素损失 50%，所以不主张做捞饭。肝病患者宜吃焖饭或钵蒸饭。煮稀饭为使粥稠加碱，几乎使 B 族维生素全部破坏，应注意避免。有人认为，肝病患者要用鲜酵母发面，用 75% 的玉米面加 25% 的黄豆面蒸窝窝头，均可使维生素 B_1 和维生素 B_2 减少损失。菜汤、面条汤、饺子汤中含有食物的 30%~40% 水溶性维生素，不要浪费掉。另外，油炸食品宜少吃，油条、炸糕中的维生素 B_1 几乎都被破坏了，而且脂肪加热到 500~600℃ 时，会产生致癌物质，长期多量吃油炸食品者易患癌症。

第二章　护心饮食方

第一节　主食饮食方

主食是以稻米、糯米、玉米面、小麦面粉、黄豆面等米面主粮为基本原料，再加入一定量的中药（中药药材）经加工而制成的米饭及糕点等。

瓜蒌饼

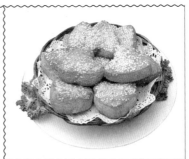

【原料】瓜蒌瓤250克，白砂糖30克，面粉600克。

【制法】先将瓜蒌瓤去籽，放在锅内，加入适量的水与白砂糖，用文火煨熬，拌成馅待用。取面粉，加入适量的水，和成软面团，经发酵，加碱，再擀片，填夹馅料，制成面饼，烙或蒸熟。

【用法】早、晚餐分别食用。

【功效】清热化痰，宽胸散结。适用于痰浊壅塞型冠心病患者。

芦笋兔肉炒饭

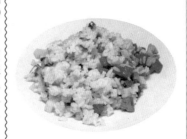

【原料】芦笋100克、嫩玉米粒100克、大米饭200克，净兔肉75克，姜汁、葱花、啤酒、食盐、水淀粉、花生油或食用植物油各适量。

【制法】兔肉改刀成肉丁，加葱姜汁、食盐、啤酒拌匀，水淀粉上浆。芦笋切丁。锅上火倒入油烧热，先将兔肉丁下锅炒熟盛出。锅继续上火倒入油烧热，投入玉米粒、芦笋丁炒至断生，调味后盛出。净锅上火倒入油烧热，下葱花炸香，放入大米饭略炒，再下兔肉丁、玉米粒、芦笋丁翻炒均匀，待米饭入味，即可。

【用法】佐餐食用。

【功效】健脾开胃，降脂，降压，降胆固醇。适用于冠心病、糖尿病、肥胖症等患者。

菠菜蒸饺

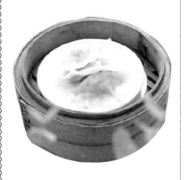

【原料】猪瘦肉、菠菜各500克，香菇50克，中筋面粉、食盐、糖、水淀粉、香油、姜汁各适量。

【制法】香菇温水泡发，切粒；菠菜洗净，沥干，切碎粒。猪瘦肉剁碎，加食盐打至起胶，加入香菇粒、菠菜粒、食盐、糖、水淀粉、香油、姜汁拌匀，入冰箱冻半小时待作馅用。用中筋面粉和水揉成表面光滑的面团，将面团切成小团，擀成数张小圆薄片，包入馅。入沸水锅中，隔水蒸10分钟即可。

【用法】作主食，量随意。

【功效】补血，利五脏，通肠胃，调中气，活血脉，止渴润肠，敛阴润燥，滋阴平肝，化痰理气，益胃和中。适用于冠心病患者。

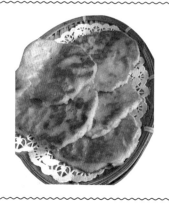

南瓜玉米饼

【原料】南瓜 1200 克，玉米面 800 克，食盐、葱花、精制植物油各适量。

【制法】将南瓜去皮、瓤，洗净后擦成细丝，置于盆内，加入玉米面、葱花、食盐以及适量水拌匀成稀糊状。将平底锅放在火上，放入少许植物油烧热，用勺盛面粉入锅内，摊成饼，烙至金黄翻过来再烙，熟时出锅即可。

【用法】当点心食用。

【功效】补中益气、降血脂、降血糖。适用于冠心病合并高脂血症、糖尿病的患者。

山楂荞麦饼

【原料】荞麦面粉 500 克，鲜山楂 250 克，橘皮、青皮、砂仁、枳壳、石榴皮、乌梅各 10 克，酵面、绵白糖、食用碱水、压榨花生油各适量。

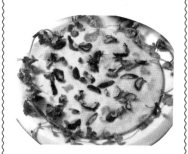

【制法】将山楂、橘皮、青皮、砂仁、枳壳、石榴皮、乌梅放入砂锅中，添加适量清水煎煮约 30 分钟，然后滤渣留汁。酵面用水化开，将荞麦面放入盆内，加入化开的酵面和煎取的上述汁水和成面团，静置让其发酵。待面团发起后，加入适量碱水和白糖充分揉匀，稍饧待糖溶化。将发好的面团搓成长条状，用手揪成面剂，再擀成圆饼，以小火烙或烤箱烤熟或用油煎熟即可食用。

【用法】作主食，量随意。

【功效】理气舒肝，扶脾止泻，降压，降脂。适用于冠心病、高血压、高脂血症等患者。

玉米黄豆窝头

【原料】玉米面 850 克，黄豆粉 250 克，小苏打适量。

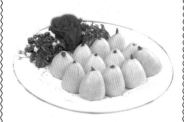

【制法】先将细玉米面、黄豆粉放到盆内，混合均匀，逐次加入温水及苏打水，边加水边揉和，揉匀后用手蘸凉水将面团搓条，分成数个小剂子，并把每个小剂子捏成小窝头，使其内外光滑，如同宝塔形状；再将做好的窝头摆在笼屉上，放进沸水锅内，盖严锅盖，用旺火蒸 20 分钟即可。

【用法】适量食用。

【功效】祛脂降压，清热解毒。适用于冠心病合并高脂血症患者。

荠菜面饼

【原料】荠菜 120 克，面粉 120 克，植物油、食盐各适量。

【制法】先将荠菜洗净，切成末；面粉放入盆中，加入适量食盐和，撒入荠菜末拌匀，加入适量的水和成软硬适中的面团，揉透后切成 6 个面剂子，逐个擀薄。取平底锅，涂上植物油，把擀好的面剂子放在锅内烙至两面微黄即可。

【用法】适量食用。

【功效】清热降脂。适用于冠心病合并高脂血症患者。

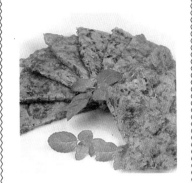

窝窝头

【原料】玉米面 300 克，白糖少量。

【制法】将玉米面放入小盆中，加入少量白糖和适量水拌匀，揉好面后，搓成形状大小一致的窝窝头，上蒸笼蒸熟即可。

【用法】作主食，量随意。

【功效】健脾开胃，利尿消肿，降血压，降血脂（久食有效），防癌抗癌。适用于冠心病、高血压、高脂血症、肥胖症、脂肪肝等病症的患者。

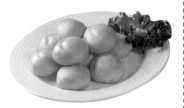

荞麦饼

【原料】荞麦面 250 克，香油 30 毫升。

【制法】将荞麦面加水适量和成面团，擀成薄片略加香油分多层，用文火烙熟，或者入笼屉蒸熟。

【用法】当主食食用。

【功效】开胃宽肠，下气消积。适用于冠心病、高脂血症、高血压病患者。

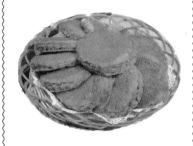

燕麦饼

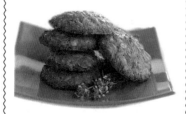

【原料】燕麦 600 克，植物油、食盐、五香粉各适量。

【制法】先将燕麦放到铁锅炒至香熟，磨成细粉，放入盆内，调入食盐、五香粉混合均匀，倒入沸水，和成面团，切成小块，制成圆饼；最后将平底锅烧热后刷上一层植物油，放入燕麦圆饼，烙至两面呈金黄色即可。

【用法】适量食用。

【功效】降糖降脂。适用于冠心病合并高脂血症患者。

红豆饭

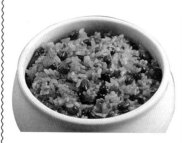

【原料】红豆 200 克，大米 300 克，食盐适量。

【制法】红豆用温水泡发 2 小时，大米淘净。红豆、大米、食盐加入适量的水拌匀。倒入电饭锅中煮熟即可。

【用法】作主食，量随意。

【功效】清热和血，排热毒，养心肌，润肌肤。适用于冠心病患者。

绿豆稀饭

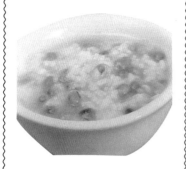

【原料】绿豆 200 克，大米 300 克。

【制法】绿豆泡发淘净，大米洗净。绿豆入锅，加入适量水煮沸，中火熬煮半小时左右。大米入锅同煮至熟即可。

【用法】作主食，量随意。

【功效】清热活血，排热毒，养心肌，润肌肤。适用于冠心病患者。

洋葱牛肉蒸饺

【原料】洋葱 450 克，面粉 550 克，牛肉末 250 克，芝麻油 60 毫升，酱油 30 毫升，食盐、花椒、大茴香、生姜末各适量。

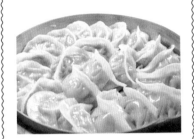

【制法】先将泡花椒、大茴香的水分 3 次搅入肉末内，等到搅至浓稠时，分 2 次打入酱油，加入生姜末、食盐、芝麻油调匀，将切碎的洋葱花加入肉馅内。再用开水将 150 克面粉搅烫，揉匀。另外将余下的 400 克面粉用清水和匀，上案和烫面团揉好。然后搓成长条，分成 60 只小剂子，按扁后擀成圆皮，将馅心抹在圆皮上，包挤为月牙形，码入笼内，用旺火蒸 12 分钟即可。

【用法】作主食，量随意。

【功效】降脂降压，降低血糖。适用于冠心病合并糖尿病的患者。

第二节 粥、羹饮食方

粥、羹是以各种食品为基本原料，再配上一定比例的中药药材，经煮制而成的食品。粥、羹制作方便，非常适合家庭应用，是一种老幼皆宜，值得推广的药膳饮食。

灵芝银耳羹

【原料】灵芝 10 克，银耳 10 克，冰糖适量。

【制法】将灵芝、银耳用清水漂洗干净，将银耳泡发浸透，然后切碎，放入保温瓶中，冲入沸水适量，加盖焖 30 分钟，加入冰糖适量即成。

【用法】早、晚餐分别食用。

【功效】益气养阴。适用于气阴两虚型冠心病患者。

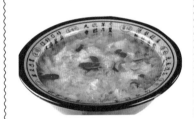

荠菜豆腐羹

【原料】嫩豆腐 250 克，荠菜 120 克，面筋 50 克，葱、生姜末各 10 克。

【制法】将嫩豆腐（焯熟）、面筋均匀切成小丁，将荠菜洗净去杂，切成细碎状；将炒锅置于火上烧热放油适量，当油烧至七成熟时煸葱、姜，加入清汤、食盐，投入嫩豆腐丁、面筋丁、荠菜，用文火炖煮半小时，用湿淀粉勾芡，淋上香油，起锅装入大汤碗中即成。

【用法】佐餐食用。

【功效】补虚，利水，降压，止血。适用于冠心病、高脂血症合并高血压、动脉硬化等患者。

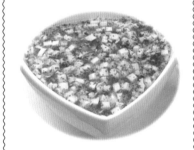

桃仁松子玉米粥

【原料】玉米粒 100 克，大米 100 克，核桃仁 15 克，松子仁 15 克，糖适量。

【制法】将核桃仁切成粒，松子仁、玉米粒洗净，大米用清水淘洗干净。取瓦煲一个，加入适量清水，用中火煮至沸，加入大米，改小火煮至大米八成烂。投入核桃仁、松子仁、玉米粒，调入糖，继续煮 20 分钟至熟透即可。

【用法】佐餐食用。

【功效】滋养脑细胞，增强脑功能。适用于冠心病患者。

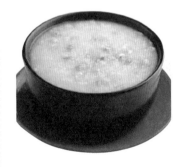

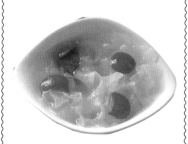

山楂银耳羹

【原料】山楂糕 60 克，银耳 30 克，冰糖 15 克。

【制法】将银耳用清水泡发，去蒂洗净，放入砂锅中加入适量的水，用文火煨炖 1 小时，再加入山楂糕、冰糖，再炖 30 分钟，至银耳酥烂，汁浓成羹即可。

【用法】每日服食 3 次，2 日内服食完。

【功效】降脂降压，活血通脉。适用于冠心病、高脂血症合并动脉粥样硬化的患者。

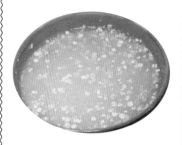

燕麦玉米粥

【原料】玉米面 100 克，燕麦片 100 克。

【制法】将燕麦片用适量水稍浸泡待用。锅上火添加适量清水，放入燕麦片大火烧开，再撒入玉米面并不停地搅动，转小火煮成粥即可。

【用法】佐餐食用。

【功效】调中开胃，降血脂，降低尿酸。适用于冠心病、痛风、高脂血症、高血压患者。

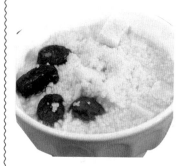

山药小米粥

【原料】山药 300 克，红枣 50 克，小米 300 克，糖适量。

【制法】山药去皮洗净切小块，小米淘净，红枣去核洗净。小米入锅，加入适量水，放糖、加红枣煮 30 分钟。放入山药拌匀煮熟，起锅即可。

【用法】佐餐食用。

【功效】滋阴养血，养心润心。适用于冠心病患者。

西红柿鸡蛋小米粥

【原料】西红柿 200 克，小米 100 克，鸡蛋 50 克，糖适量。

【制法】将西红柿洗净切粒，小米淘洗干净。将锅置火上，锅里放水、小米、西红柿、糖煮 40 分钟，磕入鸡蛋煮至沸即可。

【用法】佐餐食用。

【功效】降压，利尿，消肿，防止消化不良，口角生疮。适用于冠心病、高血压、肾脏病等患者。

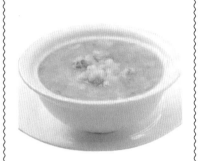

玉米山楂大枣粥

【原料】玉米 60 克，山楂片 15 克，大枣 15 枚，粟米 120 克，红糖 25 克。

【制法】先将玉米洗净，用冷开水泡发，研磨成玉米浆粉，备用。再将粟米淘洗干净，放入砂锅中，加水适量，浸泡 30 分钟，再与洗净的大枣一起用中火煮沸，调入玉米浆粉，拌和均匀，改用文火煨煮 1 小时，待粟米酥烂，粥黏稠时，调入捣烂的山楂片，继续用文火煮沸，拌入红糖即成。

【用法】每日早、晚餐食用。

【功效】调中开胃，补虚降脂。适用于痛风合并冠心病患者。

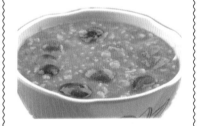

番薯小米粥

【原料】番薯 100 克，小米 100 克，大米 200 克。

【制法】番薯去皮切小块，小米、大米淘净。小米、大米入锅，加入适量水煮至黏稠。番薯入锅拌匀，煮熟起锅即可。

【用法】佐餐食用。

【功效】润肠通便，降脂减压，清心消火，壮阳滋阴。适用于冠心病患者。

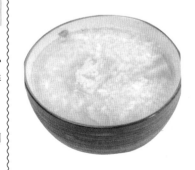

洋葱玉米粥

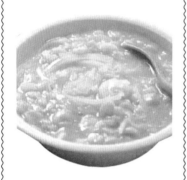

【原料】洋葱 150 克，玉米粒 100 克，天花粉 10 克，食盐适量。

【制法】将洋葱去根、头，洗净，用温开水稍冲，切细丝，放入碗中，用适量食盐腌 15 分钟。将天花粉洗净晒干或烘干，碾成极细末。将玉米粒入砂锅，加水，大火煮至沸，改小火煨煮 20 分钟，待玉米酥烂，入洋葱丝、天花粉，再用大火煨煮 5 分钟下食盐调味即可。

【用法】佐餐食用。

【功效】清热生津，清肺化痰，解毒消肿，益肺宁心，健脾开胃，利水通淋。适用于冠心病患者。

核桃枸杞粥

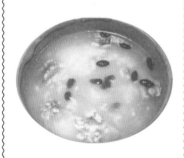

【原料】粳米 100 克，核桃仁 50 克，枸杞子 20 克。

【制法】粳米淘洗干净，用清水浸泡约 30 分钟。枸杞子用水冲洗干净待用。核桃仁磨成细末。将粳米放入锅中，添加适量清水如常法煮粥，待米煮至开花时，放入核桃仁、枸杞子，煮至粥成时即可。

【用法】佐餐食用。

【功效】补肾养血，益精明目，降压降脂。适用于冠心病、高脂血症、脂肪肝等患者。

紫菜绿豆粥

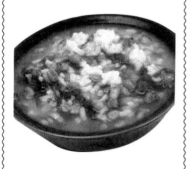

【原料】紫菜 100 克，绿豆 100 克，大米 400 克。

【制法】紫菜泡发打成蓉，绿豆、大米淘净。绿豆、大米入锅，加入适量水煮粥。待粥稠时放入紫菜，煮熟即可。

【用法】佐餐食用。

【功效】滋养胃肠，清心润肺，排毒养颜，润燥消炎。适用于冠心病患者。

茄子粥

【原料】大米 100 克，茄子 200 克，肉末 50 克，葱、姜、食用植物油、料酒、食盐各适量。

【制法】将茄子洗净，切粒稍余，沥水备用；将大米洗净，浸泡 30 分钟。将肉末洗净，将葱切花，将姜切末。炒锅倒入食用植物油烧至七成热，加葱花、姜末煸炒出香味。再加肉末、料酒炒至熟时，倒入茄粒翻炒片刻，离火待用。锅内加入清水，加入大米煨煮成稠粥。最后拌入茄粒、肉末煮沸，加食盐、调味即可。

【用法】佐餐食用。

【功效】清热止血，消肿止痛。适用于冠心病、热毒痈疮、皮肤溃疡、口舌生疮、痔疮下血、便血、衄血等患者。

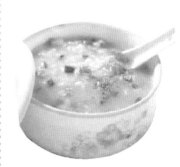

芹菜粥

【原料】新鲜芹菜 160 克，陈皮 6 克，粟米 120 克。

【制法】先将芹菜择洗干净，取芹菜叶、茎切成粗末状，备用。将陈皮洗净晒干，研成细末，待用。将粟米淘洗干净，放入砂锅内，加水适量，用旺火煮沸后，改用文火煨煮半小时，调入芹菜末，再煮至沸，最后加入陈皮粉，拌匀即成。

【用法】早、晚餐食用。

【功效】平肝清热，利湿降脂。适用于冠心病、高血压、动脉硬化、糖尿病等症患者。

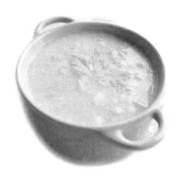

双豆紫菜粥

【原料】红豆 100 克，绿豆 100 克，大米 200 克，紫菜 25 克，食盐适量。

【制法】红豆、绿豆分别浸泡 3 小时，紫菜洗净，大米洗净。红豆与绿豆入锅，加水煮沸，然后放入大米一起熬粥。粥熬好后放入紫菜，再烧煮片刻，加食盐调味即可。

【用法】佐餐食用。

【功效】养心护肝，通气除烦，清热解毒，健脾益胃。适用于冠心病患者。

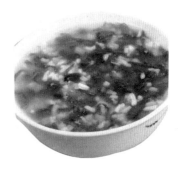

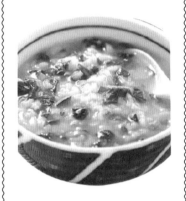

小白菜香菇粥

【原料】大米 100 克，小白菜 300 克，香菇 30 克，食盐适量。

【制法】大米洗净，浸泡 90 分钟；香菇用清水浸透，切粒待用。小白菜洗净，加水入锅煮至软，捞出切碎。锅中加入足量清水，加大米、香菇粒煮 40 分钟。加切碎的小白菜和食盐，拌煮 10 分钟即可。

【用法】佐餐食用。

【功效】补肝肾，健脾胃，益气血，益智安神，养颜美容。适用于冠心病患者。

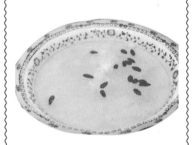

枸杞银耳羹

【原料】水发银耳 100 克，枸杞子 40 克。

【制法】银耳去除根蒂，洗净，撕成小朵。枸杞子冲洗干净，用清水浸泡待用。银耳放入砂锅中，添加适量清水大火烧开后，转小火炖煨约 40 分钟，再加入枸杞子继续炖煨至浓稠即成。

【用法】佐餐食用。

【功效】润肺生津，滋阴补胃，降糖降脂，保肝抗癌。适用于冠心病、高脂血症等患者。

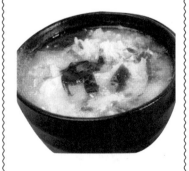

蔬菜蛋粥

【原料】鹌鹑蛋 5 个，小白菜 100 克，大米 200 克，食盐适量。

【制法】鹌鹑蛋打散，小白菜洗净切碎，大米淘净。大米入锅，加入适量水煮成粥。蛋液倒入锅中搅拌均匀，放小白菜、食盐煮沸，起锅即可。

【用法】佐餐食用。

【功效】清理肠胃，降脂降压，清热降火，清心养心。适用于冠心病患者。

南瓜百合红枣粥

【原料】南瓜 50 克，大米 100 克，红枣、鲜百合各适量。

【制法】红枣用温水浸泡 1 小时；百合掰成瓣状；南瓜去皮去瓤，切成小粒。将红枣、百合、南瓜和洗好的大米放入锅内，加适量的水用大火煮沸。煮沸后转小火慢熬，约 1 小时后关火，再焖 10 分钟即可。

【用法】佐餐食用。

【功效】养心安神、润肺镇咳，帮助肝、肾功能的恢复，增强肝、肾细胞的再生能力。适用于冠心病、病后虚弱、肥胖、神经衰弱等患者。

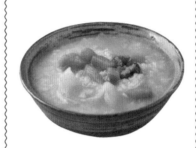

人参大枣粥

【原料】粳米 50 克，人参 5 克，大枣 10 个，白术 6 克，炙甘草 3 克。

【制法】粳米淘洗干净，用清水浸泡约 30 分钟。大枣洗净，去核待用。人参、炙甘草、白术冲洗干净，分别切成片。将粳米放入锅中，添加适量清水如常法煮粥，待米煮至开花时，放入大枣、人参、白术、炙甘草，用小火煮至米烂粥稠时即成。

【用法】佐餐食用。

【功效】补气血，温心阳。适用于心阳不足之冠心病和糖尿病体质虚弱患者。

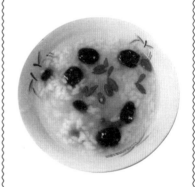

猪血粥

【原料】猪血 100 克，小白菜 100 克，大米 200 克，食盐适量。

【制法】猪血洗净，切块汆水；小白菜切碎，大米淘净。大米入锅，加入适量水，煮至浓稠。放入猪血、小白菜，加食盐，大火煮沸 2 分钟，起锅即可。

【用法】佐餐食用。

【功效】补血凉血，养心生肌，降脂降压，保护心血管健康。适用于冠心病患者。

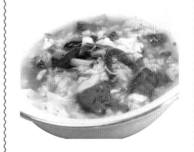

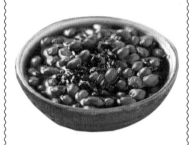

黑米黄豆粥

【原料】黄豆50克，黑米100克，糖50克。

【制法】将黄豆浸泡水中至黄豆泡软（浸泡期间要换水2~3次），把黑米放在水中清洗一遍。放清水和黑米入锅，煮沸后改用小火熬约20分钟。把泡好的黄豆加入锅内，继续用小火慢慢煮至米烂粥熟时，放入糖调匀，出锅盛在碗里即可。

【用法】佐餐食用。

【功效】益气补血，暖胃健脾，滋补肝肾。适用于冠心病患者。

红花枸杞鸡肉粥

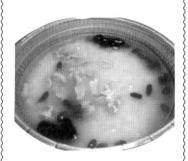

【原料】玉米渣200克，鸡脯肉75克，枸杞20克，红花6克，姜米、食盐、白糖、料酒、胡椒粉、食用植物油各适量。

【制法】玉米渣淘洗干净，用水浸泡30分钟。鸡脯肉洗净，切成小丁。锅上火倒入油烧热，投入姜米煸香，下鸡肉丁略炒，烹入料酒，添加适量清水和玉米渣如常法煮粥，待玉米渣煮至开花时，加入红花、枸杞，煮至粥将成时，加入食盐、胡椒粉调味即成。

【用法】佐餐食用。

【功效】滋肾补肝，活血通经，祛瘀镇痛，改善冠状动脉循环，营养心脏，防癌抗癌。适用于冠心病、高血压、高脂血症等患者。

蔬菜三文鱼粥

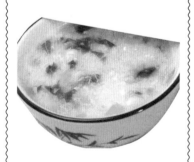

【原料】三文鱼100克，菠菜、生菜、小白菜各50克，大米400克，食盐适量。

【制法】三文鱼打成泥，菠菜、生菜、小白菜分别洗净切碎。烧水，大米入锅，中火熬煮50分钟。放入三文鱼泥、蔬菜末拌匀，加食盐起锅即可。

【用法】佐餐食用。

【功效】补血滋阴，增强抗病力，促进代谢，强身健体，补脑健脑。适用于冠心病患者。

绿豆小米粥

【原料】绿豆 100 克，小米 100 克，大米 50 克，糯米 50 克，糖适量。

【制法】将绿豆洗净，浸泡 2 小时以上；小米、大米、糯米放一起淘洗干净。把绿豆、小米、大米、糯米放入锅内，加入水、糖，大火煮至沸腾后转小火炖 40 分钟，间隔 10 分钟左右搅拌一次，以免粘锅底。关火后盖上锅盖焖 10 分钟左右，用勺子搅拌均匀即可。

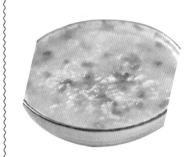

【用法】佐餐食用。

【功效】防止消化不良，口角生疮，滋阴养血。适用于冠心病患者。

玉米粳米粥

【原料】玉米粉 50 克，粳米 50 克。

【制法】粳米淘洗干净，用水浸泡 30 分钟。玉米粉加入适量水调成稀糊状待用。将粳米放入锅中，添加适量清水如常法煮粥，待粥尚要成时，调入玉米糊，搅匀后再稍煮片刻即成。

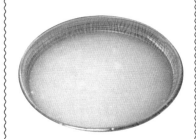

【用法】佐餐食用。

【功效】调中养胃，益肺宁神，降浊利尿，降压降脂，防癌抗癌。适用于冠心病、高脂血症、动脉硬化等心血管疾病的患者。

鸡蛋鲈鱼粥

【原料】鲈鱼半条，鸡蛋 1 个，大米 300 克，食盐适量。

【制法】鲈鱼清理干净后剁泥，鸡蛋打散。大米入锅，加水，中火煮 1 小时。放入鱼泥、蛋液，加食盐搅拌，起锅即可。

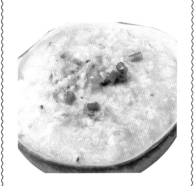

【用法】佐餐食用。

【功效】健脾和胃，补益气血，保护肝脏，养颜生肌，健脑益智。

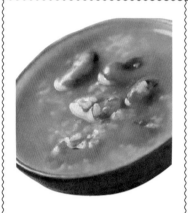

蚕豆粥

【原料】大米 100 克，蚕豆 150 克，红糖 50 克。

【制法】将大米淘洗干净，用冷水浸泡 30 分钟，捞起沥干水；蚕豆用开水浸泡，涨发回软后剥去外皮，冲洗干净。将蚕豆放入锅中，加入适量冷水，用大火煮沸后加入大米，再用小火熬煮 45 分钟。待米烂豆熟时加入红糖，搅拌均匀，稍焖片刻即可。

【用法】佐餐食用。

【功效】益气，缓中，化食，补血破瘀。适用于冠心病及因受寒体虚而痛经的妇女等患者。

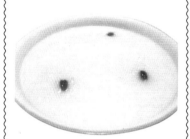

豆浆粥

【原料】粳米 100 克，豆浆约 500 克，白糖适量。

【制法】粳米淘洗干净，用清水浸泡约 30 分钟。然后将米放入锅中加入适量清水如常法煮粥，待米煮至开花时，倒入豆浆，继续煮至粥黏稠时，加入白糖搅匀即可。

【用法】佐餐食用。

【功效】补虚润燥，清肺化痰，健脾养胃。适用于冠心病、脾虚食少、虚劳咳嗽、高血压、高血脂、动脉硬化、身体瘦弱等患者。

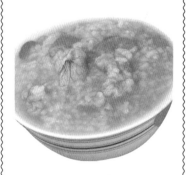

核桃虾粥

【原料】虾仁 30 克，大米 200 克，核桃仁 30 克，食盐适量。

【制法】大米淘洗干净，用冷水浸泡半小时，捞出，沥干水分；核桃仁、虾仁均洗净。锅中加入适量冷水，将大米放入，用旺火烧沸；再将核桃仁、虾仁放入锅内，改用小火熬煮成粥。粥内加食盐拌匀，再稍焖片刻，即可盛起食用。

【用法】佐餐食用。

【功效】润肺止咳，降血压。适用于冠心病患者。

冬瓜皮黑豆粥

【原料】大米 100 克，冬瓜皮 90 克，黑豆 50 克，食盐适量。

【制法】将冬瓜皮洗净、切片；黑豆、大米去杂，洗净。锅内加适量水，放入冬瓜皮、黑豆煎煮 20 分钟。加入大米熬煮成粥，加食盐调味即可。

【用法】佐餐食用。

【功效】利水消肿，消热解渴。适用于冠心病、水肿、小便不利、伤暑、口渴、痈疮肿痛、跌仆伤损等患者。

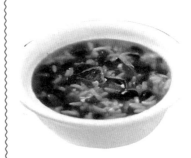

枸杞山药粥

【原料】新鲜山药 100 克，粳米 100 克，枸杞 10 克。

【制法】粳米淘洗干净，用清水浸泡约 30 分钟。山药去皮，洗净，切成滚刀块或片。枸杞用清水泡软待用。将粳米放入锅中，加入适量清水如常法煮粥，待米煮至开花时，放入山药，继续煮至粥将成时，再加入枸杞略煮即可。

【用法】佐餐食用。

【功效】补肾，健脑，降糖。适用于冠心病、脑动脉硬化、脑萎缩、糖尿病、高血压等患者。

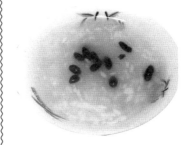

莲子菠菜羹

【原料】菠菜 400 克，土豆 100 克，莲子 50 克，荸粉、食盐各适量。

【制法】菠菜洗净切段后沥干水，土豆去皮煮熟切块，荸粉加水调稀。将锅置火上，加入适量清水，煮熟莲子，土豆、荸粉入锅拌匀。放入菠菜，加食盐煮沸起锅即可。

【用法】佐餐食用。

【功效】利五脏，通血脉，降压降脂，养心安神，清心醒脾。适用于冠心病患者。

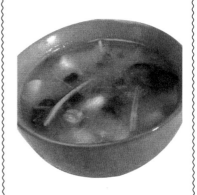

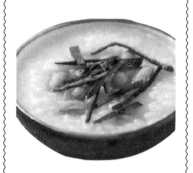

陈皮花生粥

【原料】花生米50克，大米100克，陈皮15克。

【制法】大米洗净，用清水浸泡2小时；花生米洗净沥干。锅放火上，加水1000毫升，水开后放大米、花生米。米粥煮至五成熟时放入陈皮，小火煮至黏稠即可。

【用法】佐餐食用。

【功效】调和理气，化痰。适用于冠心病患者。

黑木耳水果粥

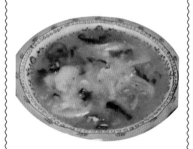

【原料】粳米、小米各50克，水发木耳50克，苹果1个，香蕉1只，白糖或冰糖适量。

【制法】粳米、小米淘洗干净，用清水浸泡约30分钟。木耳去蒂，冲洗干净。苹果洗净，去皮、核，切成小块。香蕉去皮，切成片。将粳米、小米放入锅中，添加适量清水如常法煮粥，待米煮至开花时，放入木耳，煮至粥成时，再放入苹果、香蕉、糖搅拌均匀，略煮即成。

【用法】佐餐食用。

【功效】活血通脉。适用于痛风合并冠心病患者。

牡蛎羹

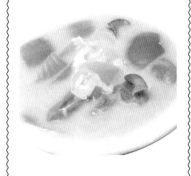

【原料】牡蛎300克，鸡蛋1个，洋葱50克，芡粉10克，鲜奶400毫升，食盐、胡椒粉各适量。

【制法】牡蛎去壳洗净，鸡蛋打散，洋葱切碎，芡粉用奶稀释。鲜奶倒入锅中，放入洋葱、蛋液、芡粉汁调和。小火煮奶，待汁黏稠时，倒入牡蛎，加食盐、胡椒粉调味，起锅即可。

【用法】佐餐食用。

【功效】保护血管，和气通络，健脑益智。适用于冠心病患者。

枸杞子黑芝麻粥

【原料】大米 80 克，糯米 20 克，黑芝麻 30 克，糖桂花、冰糖各 10 克，枸杞子适量。

【制法】将糯米洗净提前泡 2 小时，枸杞子泡发备用。将大米、糯米和黑芝麻倒入开水中煮，并搅拌至开锅，以防粘锅底。水沸腾后转小火慢煮，约 40 分钟即好，其间要搅拌几次。等粥水变浓稠时加入冰糖、枸杞子稍煮后关火，浇上糖桂花即可。

【用法】佐餐食用。

【功效】护眼，降压。适用于冠心病患者。

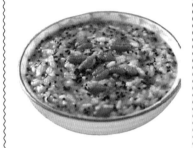

粳米粥

【原料】粳米 100 克，白糖适量。

【制法】粳米淘洗干净，用清水浸泡约 30 分钟，然后将米放入锅中，加入适量清水烧开，转小火煮约 30 分钟，见粥黏稠时，加入白糖搅匀，再稍煮片刻，即可出锅装碗。

【用法】佐餐食用。

【功效】降脂，降压。适用于冠心病、胃病、高血压、动脉硬化等患者。

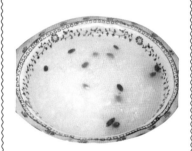

虾仁西兰花麦片粥

【原料】燕麦片 80 克，西兰花、西红柿各 20 克，虾仁 20 克，食盐各适量。

【制法】将西红柿去皮，切成小块；虾仁洗净，切丁；西兰花汆水后切块。将锅置火上，锅内加燕麦片和适量水，中小火煮沸至粥稠。待麦片粥成，倒入西兰花块、虾仁丁和西红柿块，搅拌均匀，下食盐调味即可。

【用法】佐餐食用。

【功效】提高人体免疫功能，增加抗病能力。适用于冠心病患者。

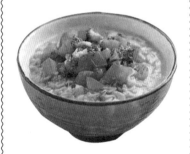

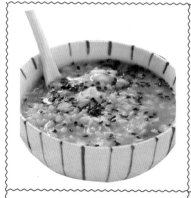

黑芝麻甜奶粥

【原料】大米100克，鲜牛奶300毫升，熟黑芝麻、糖各适量。

【制法】将大米淘洗干净，放入锅中用加清水熬煮至浓稠。在稠粥中加入鲜牛奶，中火煮沸。再加入糖煮至糖完全溶化，撒上熟黑芝麻，出锅装碗即可。

【用法】佐餐食用。

【功效】补钙，降压。适用于冠心病患者。

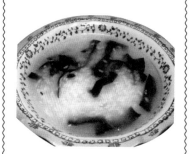

绿豆海带粥

【原料】粳米100克，绿豆50克，水发海带100克。

【制法】粳米淘洗干净，用清水浸泡约30分钟。绿豆淘洗干净。海带洗净，切成条或碎粒。锅上火放入绿豆和适量清水烧开，待绿豆煮至半熟时，加入米继续煮，待粥将成时，再加入海带，小火煮至海带熟透即成。

【用法】佐餐食用。

【功效】清热利湿，解暑益胃，降压，降脂，降糖。适用于冠心病、高血压、高脂血症、糖尿病等患者。

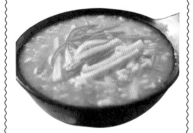

苹果胡萝卜麦片奶粥

【原料】燕麦片80克，苹果30克，辅料：胡萝卜20克，牛奶适量。

【制法】将苹果和胡萝卜洗净，去皮，切成丝。将燕麦片及胡萝卜丝放入锅中，倒入牛奶及水用小火煮至沸腾。放入苹果丝煮至燕麦片软烂即可。

【用法】佐餐食用。

【功效】生津，润肺，除烦解暑，开胃，醒酒，止泻，降低人体对胆固醇的吸收。适用于冠心病、肥胖症等患者。

燕麦豌豆营养粥

【原料】燕麦片 80 克, 豌豆 50 克, 熟大杏仁 30 克。

【制法】将豌豆煮熟稍微捣烂; 锅内加入水和燕麦片, 用大火煮至沸腾。熟大杏仁放入保鲜袋拍碎, 放入研磨器磨成粉。将研磨好的杏仁粉加入煮好的燕麦片中, 搅拌均匀即可。

【用法】佐餐食用。

【功效】益中气, 止泻痢, 调营卫, 利小便, 消痈肿、解乳石毒。适用于冠心病患者。

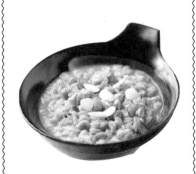

牛奶南瓜粥

【原料】鲜牛奶 500 克, 粳米 100 克, 南瓜 200 克。

【制法】粳米淘洗干净, 用清水浸泡约 30 分钟。南瓜洗净, 去皮后切成小块, 再切成丁。将粳米放入锅中, 加入适量清水如常法煮粥, 待米煮至尚要开花时, 添加牛奶、南瓜丁, 继续煮至粥黏稠即可。

【用法】佐餐食用。

【功效】延年益寿, 利尿, 降血脂。适用于冠心病、动脉硬化、高脂血症等患者。

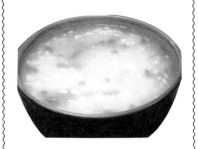

桃仁山楂荷叶粥

【原料】大米 60 克, 山楂 10 克, 桃仁、川贝各 8 克, 荷叶适量。

【制法】将大米洗净, 用清水浸泡 30 分钟; 荷叶、桃仁、山楂、川贝分别洗净, 加水切碎。将锅置火上, 把荷叶、桃仁、山楂、川贝和适量清水入锅中煮 30 分钟, 去渣取汁, 再加入大米以大火煮沸。转小火熬成稀粥即可。

【用法】佐餐食用。

【功效】降脂, 降压。适用于冠心病患者。

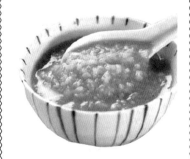

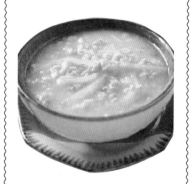

鸡肉豆芽燕麦粥

【原料】鸡肉 20 克，绿豆芽 50 克，燕麦片 40 克，食用植物油、食盐各适量。

【制法】将鸡肉切碎，绿豆芽洗净。在锅中滴入适量食用植物油烧热，放入鸡肉碎和绿豆芽略翻炒，再加入水和燕麦片，煮沸后转中火煮约 5 分钟。放入食盐调味即可。

【用法】佐餐食用。

【功效】清除血管壁中胆固醇和脂肪的堆积，防止心血管病变。适用于冠心病患者。

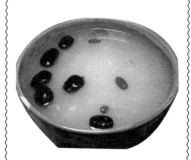

首乌大枣粥

【原料】粳米 100 克，何首乌 5 克，党参 15 克，大枣 20 枚，红糖适量。

【制法】粳米淘洗干净，用清水浸泡约 30 分钟。何首乌制成细末待用。党参冲洗后切成片。大枣去核后冲洗干净。将粳米、大枣放入锅中，添加适量清水如常法煮粥，待米煮开花时，放入党参，待粥将成时，调入首乌粉、红糖，再稍煮片刻即成。

【用法】佐餐食用。

【功效】补气血，益肝肾。适用于气血两虚型之冠心病患者。

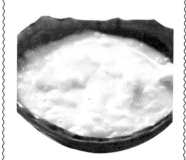

牛奶梨片粥

【原料】梨子 300 克，大米 150 克，牛奶 200 毫升，鸡蛋 100 克，柠檬、糖各适量。

【制法】将梨子洗净，去皮、去核，切片，加糖上火蒸 15 分钟。将柠檬榨汁，淋于梨片上，拌匀；大米淘净，沥干；鸡蛋取蛋清。将牛奶加糖煮沸，放入大米，煮沸后改小火焖成浓稠粥，放入蛋清，搅匀后装入碗中，放入梨片即可。

【用法】佐餐食用。

【功效】生津，润燥，清热，化痰，解酒。适用于冠心病患者。

小米甘薯粥

【原料】小米 100 克，甘薯 50 克，胡萝卜 20 克。

【制法】将小米洗净；甘薯洗净去皮，切块；胡萝卜洗净去皮，切条。锅内加入适量清水和小米、甘薯、胡萝卜，大火煮至沸腾。转小火熬 1 小时，待粥稠米烂时即可。

【用法】佐餐食用。

【功效】补气养神。适用于冠心病、便秘、夜盲症等患者。

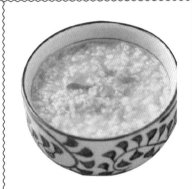

山楂粥

【原料】鲜山楂 60 克（干品 30 ~ 40 克），粳米 100 克，砂糖适量。

【制法】粳米淘洗干净，用清水浸泡约 30 分钟。鲜山楂冲洗干净，切成块后投入砂锅中，添加适量清水煮成浓汁，去渣留汁待用。锅上火添加适量清水，放入粳米大火烧开，转小火煮至粥尚要成时，加入山楂汁、砂糖搅匀，稍煮即成。

【用法】不宜空腹食用。

【功效】健脾胃，消食积，散瘀血，降血脂。适用于冠心病、高血压、心绞痛、高血脂、积食停滞、腹痛、腹泻等患者。

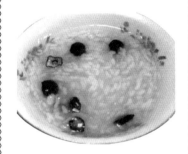

柳橙燕麦粥

【原料】燕麦 100 克，橙子 100 克，玫瑰花酱、糖各适量。

【制法】将燕麦洗净，用清水浸泡；橙子切开，取果肉。将锅置火上，锅中放入清水和燕麦，煮至沸腾，转小火熬制。待粥呈黏稠状，加入玫瑰花酱、橙肉、糖拌匀，稍煮即可。

【用法】佐餐食用。

【功效】生津止渴，开胃下气。适用于冠心病、脂肪肝、糖尿病、水肿、便秘等患者。

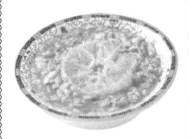

丝瓜虾米玉米粥

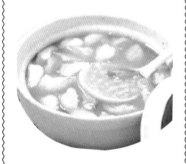

【原料】丝瓜 500 克，玉米 100 克，虾米 15 克，葱、姜、食盐、料酒各适量。

【制法】将丝瓜去外皮，洗净后切滚刀状。将葱切花，姜切末。将玉米洗净，入砂锅，加水适量，大火煮至沸，改小火煨至软烂，入丝瓜块及虾米，加葱花、姜末、食盐、料酒，拌和均匀。以小火煨煮片刻即可。

【用法】佐餐食用。

【功效】保护皮肤，消除斑块。适用于冠心病患者。

枸杞子玉米羹

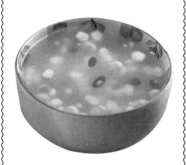

【原料】鲜玉米粒 200 克。枸杞子 5 克，青豆粒 10 克，水淀粉适量。

【制法】将鲜玉米粒、枸杞子、青豆粒用清水洗净。锅内烧清水，待水开后，投入鲜玉米粒、枸杞子、青豆粒，用中火煮约 6 分钟。然后用水淀粉勾芡，推匀盛入碗内即可。

【用法】佐餐食用。

【功效】滋肝明目，益肾助阳，健脾和胃，养血补虚。适用于冠心病、高血压、高脂血症、心肌梗死、动脉硬化患者。

白果芡实粥

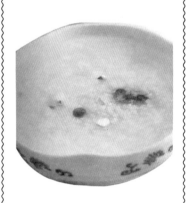

【原料】芡实 30 克，糯米 50 克，白果 50 克，食盐适量。

【制法】将白果洗净去壳去心；糯米洗净，用清水稍浸泡。将白果与芡实、糯米一起放入锅内，加适量水以大火熬煮。待粥沸腾后改小火煮烂即可。

【用法】佐餐食用。

【功效】加强小肠的吸收功能，扩张微血管，促进血液循环，降低人体血液中胆固醇水平，防止动脉硬化。适用于冠心病患者。

黑木耳豆枣山楂羹

【原料】黑木耳 30 克，黄豆 80 克，大枣 30 枚，山楂片适量。

【制法】先将黑木耳用温开水泡发，撕成朵瓣，洗净，备用；再将黄豆、大枣分别洗净。将黄豆放入砂锅，加水适量，用大火煮沸后，改用文火煨煮 1.5 小时，待黄豆熟烂，加黑木耳、大枣、山楂片，继续煨煮至黄豆酥烂，用湿淀粉勾芡成羹。

【用法】佐餐食用。

【功效】平肝降压，润燥祛风。适用于高脂血症合并冠心病、高血压病、便秘等患者。

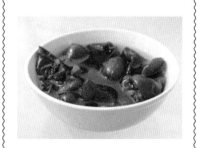

黑木耳羹

【原料】黑木耳 30 克，白糖少许。

【制法】将黑木耳洗净泡开，入锅中煮沸后，用文火煨烂，调入适量白糖即可。

【用法】吃木耳喝汤，每日 1~3 次。

【功效】和血补虚，降血脂。适用于高脂血症合并冠心病患者。

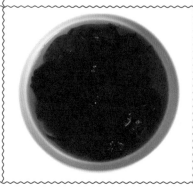

第三节　菜肴饮食方

　　菜肴是以蔬菜、肉类、禽蛋类以及海味水产品等为主要原料，再配以一定比例的中药药材，经烹调（炒、爆、熘、烧、焖、烩、炖、熬、蒸、煮、扒、煨等）而制成的。

虫草炖鹌鹑

　　【材料】鹌鹑6只，冬虫夏草6克，生姜、食盐各适量。

　　【制法】将鹌鹑杀死后去毛和内脏，洗净，斩块；将冬虫夏草和生姜洗净，生姜切片。再将鹌鹑、虫草及生姜片一同放入砂锅中，加入适量的水，用文火炖2~3小时，调入食盐即可。

　　【用法】当菜佐餐，吃肉饮汤。

　　【功效】温补心肾，宣痹通阳。适用于阳气虚衰型冠心病患者。

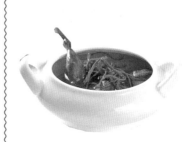

葱花蚕豆

　　【原料】蚕豆瓣300克，香葱20克，胡萝卜50克，盐、白糖、食用植物油各适量。

　　【制法】蚕豆瓣冲洗干净，沥干水分。香葱摘洗干净，切成葱花待用。胡萝卜切成菱形备用。锅上火倒入油烧热，下蚕豆瓣大火快速翻炒，加入胡萝卜、盐、白糖，溜入少许开水，菜炒熟后先用盘盛出。锅继续上火添加少许油，投入葱花爆香，下炒好的蚕豆瓣、胡萝卜炒匀，出锅装盘即成。

　　【用法】佐餐食用。

　　【功效】清热利湿、健脾涩精、宽胸、降脂。适用于冠心病、高血脂、脂肪肝、肾炎、高血压、肝炎等患者。

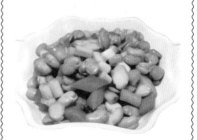

蒸茄子

　　【原料】嫩茄子500克，蒜泥、盐、芝麻油各适量。

　　【制法】茄子去蒂，洗净，顺长切成4等份长条放入盘中，上蒸锅蒸熟，或在煮饭待米汤快干时直接将茄子放在米饭上蒸熟后装盘。将蒜泥、盐、芝麻油加入蒸熟的茄子中，用筷子拌匀即成。

　　【用法】佐餐食用。

　　【功效】开胃健脾，清火利湿，镇痛强心，凉血护心。适用于老年人冠心病、高血压、轻度脂肪肝、肝炎、糖尿病等患者。

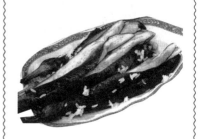

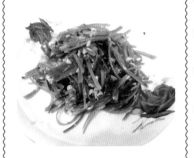

大蒜泥拌海带丝

【材料】大蒜头 50 克，熟海带 100 克，食盐、红糖、芝麻油各适量。

【制法】先将海带放入清水中浸泡 12 小时，适时换水 2~3 次，然后将海带洗净，切成细丝，放入碗中，留用。然后将大蒜剥去外皮，取瓣用清水洗净，切碎，剁成大蒜泥糊，调匀后加入海带丝中搅拌均匀，再调入食盐、红糖各少许，搅拌均匀，淋入芝麻油即可。

【用法】当菜佐餐，适量食用。

【功效】化痰泄浊，行气降脂。适用于痰浊壅塞型冠心病患者。

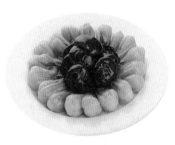

香菇菜心

【原料】菜心 10 棵，香菇 200 克，盐、酱油、白糖、香油、湿淀粉、食用植物油各适量。

【制法】菜心洗净。香菇去蒂洗净，切成片待用。锅上火，放油烧热，放入菜心煸炒，加调味料，炒熟，装盘中，呈放射状。锅复上火，留底油，下香菇、酱油、白糖、清水、盐，烧透入味，用湿淀粉勾芡，淋香油，装在菜心中央即可。

【用法】佐餐食用。

【功效】阻止血管硬化，降低血压。适用于冠心病、心肌梗死等患者。

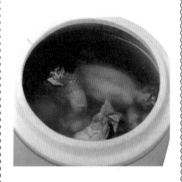

清炖鹌鹑

【原料】鹌鹑 1 只（约 400 克），花椒、葱结、姜片、料酒、盐各适量。

【制法】将鹌鹑清理干净剁块，入沸水中余去血水，捞出。炖锅内加水适量，放入鹌鹑块，加葱结、姜片、花椒、料酒旺火烧沸，撇去浮沫。转小火炖至肉烂汤浓，拣去葱结、姜片，加适量盐调味即可。

【用法】佐餐食用。

【功效】清心润肺，养血生肌，滋五脏之阴。适用于冠心病、脂肪肝、肝硬化腹水、水肿、肥胖型高血压、糖尿病、肝炎等患者。

大枣炖兔肉

【材料】大枣 50 克，兔肉 250 克，食盐、黄酒、生姜片、精制植物油各适量。

【制法】先将兔肉洗净切块，大枣用温水泡发并洗净一同放入砂锅中，加入食盐、黄酒、生姜片、植物油及清水各适量，用旺火烧沸后，再用文火炖熟即可。

【用法】当菜佐餐，随意食用。

【功效】益气养阴。适用于气阴两虚型冠心病患者。

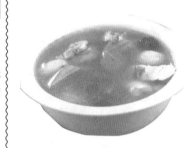

冬瓜烧香菇

【原料】冬瓜 300 克，鲜香菇 100 克，姜末、盐、鲜汤、食用植物油各适量。

【制法】冬瓜洗净，去皮及瓤，切成片。香菇洗净，切成块。锅上火倒入油烧热，投入姜末炸香，下香菇略煸炒，再放入冬瓜炒制，加入盐，溜入少许鲜汤，中火将香菇、冬瓜烧熟，用调味，起锅装碗即成。

【用法】佐餐食用。

【功效】清热利湿，降脂。适用于冠心病、肥胖症、脂肪肝、高血压、高血脂、糖尿病等患者。

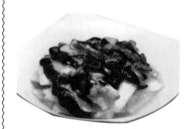

决明子煲鹌鹑

【原料】鹌鹑 400 克，冬瓜 200 克，决明子 20 克，花椒、葱、姜、盐、料酒、醋各适量。

【制法】先将宰好的鹌鹑剁去爪尖、嘴尖，从脊骨处一剖为二，入沸水锅中烫去血污；冬瓜切成小块；姜切片；葱挽结。将决明子置碗中，加清水浸泡 4~6 小时。将鹌鹑、花椒、葱结、姜片放汤锅内，加少许料酒，加水煲至五成熟时加入决明子、冬瓜块、醋，同煮至熟烂，拣去葱、姜、花椒，加盐调味即可。

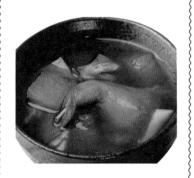

【用法】佐餐食用。

【功效】清利湿热，滋养肝肾。适用于冠心病，脂肪肝，肝肾不足，精血亏虚而见神疲乏力、腰膝酸软、眩晕健忘等患者。

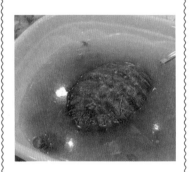

何首乌蒸龟肉

【材料】何首乌10克，桑葚15克，龟1只（大约200克），生姜、大葱、鸡汤各适量。

【制法】先将何首乌烘干研成细粉，将桑葚洗净除去杂质，再将乌龟宰杀后去头、内脏和爪，留龟甲。将龟肉切成块，放上生姜、葱，盖上龟甲，置于蒸盆内，加入鸡汤，撒下何首乌粉，周围放入桑葚。再把蒸盆放到蒸笼内，用旺火蒸30分钟，再用食盐调味即可。

【用法】当菜佐餐，随意食用。

【功效】滋阴补血，益肾潜阳。适用于心肾阴虚型冠心病患者。

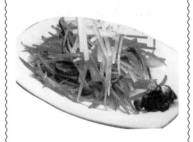

冬瓜炒胡萝卜

【原料】冬瓜250克，胡萝卜150克，青椒1个，盐、白糖、鲜汤、水淀粉、食用植物油各适量。

【制法】冬瓜、胡萝卜、青椒洗净。冬瓜去皮及瓤，切成丝。胡萝卜切成丝。青椒去籽，切成丝。锅上火倒入油烧热，下冬瓜丝、胡萝卜丝、青椒丝翻炒片刻，再溜入少许鲜汤，加入盐、白糖、炒入味，用水淀粉勾芡，起锅装盘即成。

【用法】佐餐食用。

【功效】清热化痰，消肿利湿。适用于冠心病、糖尿病、高血压、高脂血症患者。

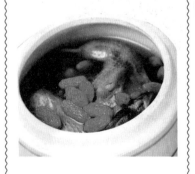

杞精炖鹌鹑

【原料】鹌鹑250克，枸杞30克，黄精30克，盐少许。

【制法】将鹌鹑宰杀，去毛及内脏，洗净切两半。将枸杞、黄精和鹌鹑放入炖锅内，加水适量，小火炖酥。加盐调味即可。

【用法】佐餐食用。

【功效】通络舒心，调心肾虚寒，补益气血，补精益智。适用于冠心病、脂肪肝、肝肾不足、精血亏虚而见神疲乏力、腰膝酸软、眩晕健忘等患者。

荷香乳鸽

【材料】嫩乳鸽1只（约500克），新鲜荷叶1大张，黄花菜、黑木耳、香菇、笋丁各适量。

【制法】先将嫩乳鸽去内脏，然后将黄花菜、黑木耳、香菇、泡发后切碎，再和笋丁一同用油爆炒，加入调味品，置于鸽腹中。然后将乳鸽外用盐、糖、香油调好的作料全部涂在鸽身上，然后用洗净的荷叶包扎牢，再在外包一层塑料纸，用绳扎好，放入蒸笼中蒸煮2小时即可。

【用法】当菜佐餐，随意食用。

【功效】活血通络，化痰泄浊，益气降脂。适用于痰浊壅塞型冠心病患者。

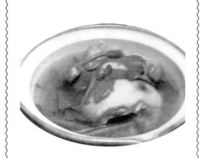

胡萝卜炒青蒜

【原料】胡萝卜150克，青蒜150克。盐、白糖、酱油、食用植物油各适量。

【制法】将胡萝卜洗净，切成丝。青蒜摘洗干净，切成段待用。锅上火倒入油烧热，下胡萝卜丝、青蒜翻炒片刻，加入盐、白糖、酱油、炒制入味，即可出锅装盘。

【用法】佐餐食用。

【功效】健胃消食、顺气化痰，降血脂，解血凝。适用于冠心病、糖尿病等患者。

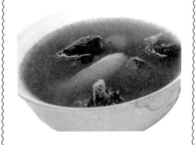

天麻烧乌骨鸡

【原料】乌骨鸡1000克，天麻12克，姜、盐、酱油、植物油、大葱各适量。

【制法】将乌骨鸡宰杀后，去毛、内脏及爪，斩块；将天麻洗净；姜切成片，大葱切段。炒锅置旺火上烧热，加入植物油，待油烧至六成热时，放入姜片、葱段爆香。放入乌骨鸡块，加盐、酱油、天麻炒匀；加入400毫升水，用小火煮45分钟即可。

【用法】佐餐食用。

【功效】养心生肌，清肝明目，利水通便。适用于冠心病患者。

黄豆芽炖豆腐

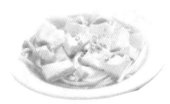

【材料】黄豆芽250克，豆腐200克，食盐、葱花、豆油各适量。

【制法】先将黄豆芽洗干净，豆腐切成小方丁；将炒锅放在火上烧热，放油适量，待油烧热时，投入葱花煸香，放入黄豆芽煸炒片刻，再加入适量的水，用旺火烧沸，再投入豆腐，改为文火炖至入味，加食盐、炒匀即可。

【用法】佐餐食用。

【功效】益气健脾，清热解毒。适用于冠心病合并动脉硬化、肥胖症的患者。

冬菇烧面筋

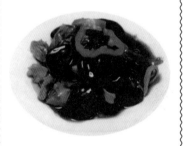

【原料】鲜香菇150克，面筋200克，冬笋片30克，盐、白糖、料酒、食用植物油各适量。

【制法】香菇去蒂，洗净，改刀成片。面筋冲洗干净，切成块。锅上火倒入油烧热，放入香菇、笋片略炒，再放入面筋块同炒片刻，加入酱油、料酒、盐、白糖烧开，待面筋松软入味，加入盐调味，即可出锅装盘。

【用法】佐餐食用。

【功效】健脾养胃、润肺止咳、理气化痰，适用于冠心病、高血压等患者。

当归乌骨鸡

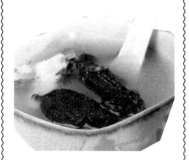

【原料】净乌骨鸡250克，何首乌10克，当归、枸杞子各10克，盐少许。

【制法】乌骨鸡洗净切块；枸杞子、何首乌、当归洗净。将大砂锅置旺火上，加足清水，下鸡块煮沸，打去泡沫。将何首乌、当归、枸杞子投入锅内，转小火炖至肉熟烂，放入盐调味即可。

【用法】佐餐食用。

【功效】补血养颜，益精明目，安心养神。适用于冠心病、脂肪肝、慢性肝炎等患者。

麻酱茄子

【材料】新鲜茄子 600 克，芝麻油 35 毫升，大蒜末 50 克，酱油 15 毫升，生姜 3 克，醋 10 毫升，白糖 10 克，芝麻酱 30 克。

【制法】先将茄子洗净、去蒂，用手掰成 3 厘米左右的角块；大蒜去皮，拍松切碎；生姜切末。将炒锅放到旺火上，倒入芝麻油烧热，放入姜末爆香，倒入茄子块干煸，加入酱油、白糖、醋、蒜末烧热，调入芝麻酱、拌匀，盛入盘中即可。

【用法】佐餐食用。

【功效】软化血管，降低血脂。适用于冠心病患者。

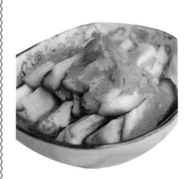

芦笋炒鸡蛋

【原料】芦笋 150 克，鸡蛋 2 只，盐、白糖、料酒、食用植物油各适量。

【制法】芦笋切成丝。鸡蛋磕入碗中，加入盐、料酒搅匀。锅上火倒入油烧热，倒入鸡蛋液炒熟，待用。锅上火倒入油至 8 成热时，投入芦笋丝，同时放入盐、白糖，速炒片刻，放入炒好的鸡蛋炒匀，调味后装盘。

【用法】佐餐食用。

【功效】降压、降脂、补虚。适用于冠心病、高脂血症、高血压、脂肪肝等患者。

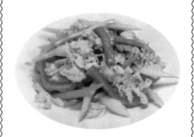

玉米须煲鲜蛤蜊

【原料】鲜蛤蜊 100 克，玉米须 60 克，葱段、姜片、盐各适量。

【制法】玉米须洗净，放入炖杯内，加水 250 毫升，旺火烧沸，改小火炖煮 25 分钟，取汁液。鲜蛤蜊泡水，洗净泥沙。架汤锅，放入姜片、玉米须汁和鲜蛤蜊，煮至蛤蜊开口，下盐、葱段调味即成。

【用法】佐餐食用。

【功效】清心安神，润泽肌肤，滋阴润燥。适用于冠心病、脂肪肝、黄疸肝炎等患者。

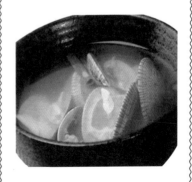

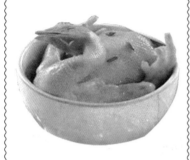

杞子红花蒸鸡

【材料】童子鸡 1 只，普通红花 10 克（藏红花 3 克），枸杞子 30 克，食盐、生姜、料酒各适量。

【制法】先将童子鸡去内脏洗净，取红花放入鸡腹内，加入食盐、生姜、料酒少许，放入锅中蒸熟即可。

【用法】吃鸡喝汤，佐餐食用。

【功效】益气养阴，活血宣痹。适用于气阴两虚型冠心病患者。

炖三菇

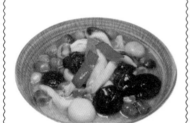

【原料】新鲜口蘑、平菇、草菇各 100 克，姜米、青蒜丝、盐、白糖、草鸡汤、香油、食用植物油各适量。

【制法】分别将口蘑、平菇、草菇去掉杂质，冲洗干净。口蘑、草菇切成片，平菇改刀成小块，然后一同入沸水焯烫一下，沥水待用。将口蘑、平菇、草菇放在汤碗中，添加适量草鸡汤，加入姜米、盐等调味料，上笼蒸约 25 分钟取出，撒上青蒜丝、淋上香油即成。

【用法】佐餐食用。

【功效】滋补肝肾，祛脂降压，防癌抗癌。适用于冠心病、病毒性肝炎、高脂血症、高血压等患者。

枸杞鲜蛤蜊

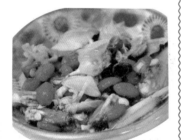

【原料】鲜蛤蜊 600 克，枸杞 15 克，葱、姜、米酒、植物油、香油、盐各适量。

【制法】蛤蜊泡清水，洗净泥沙；枸杞洗净放水中泡软，葱切花，姜切末。将蛤蜊放入沸水中煮至开口，取出肉。起油锅，爆香姜，放蛤蜊肉、枸杞入锅，加米酒适量，炒熟炒匀，滴香油，放盐，撒葱花即可。

【用法】佐餐食用。

【功效】滋润五脏，利尿泄热，安心养神，平肝利胆。适用于冠心病患者。

松子炖豆腐

【材料】嫩豆腐600克，松子仁末35克，白糖60克，酱油、素汤、花生油各适量。

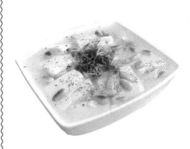

【制法】先将嫩豆腐切成1.5厘米见方的块，锅内加入清水，将豆腐块放入烧沸，焯至豆腐漂起时，捞出，沥净水分，置于砂锅内。炒锅放在微火上，加入花生油、白糖（35克），炒到微红时，放入酱油、素汤、白糖、松子仁末烧沸，倒入砂锅内，改为文火熬煮，炖至汤将尽时，盛入盘内即可。

【用法】佐餐食用。

【功效】减肥降压，防治动脉硬化。适用于冠心病患者。

腐竹拌芹菜

【原料】芹菜350克，水发腐竹250克，酱油、香油、盐、醋各适量。

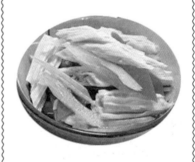

【制法】将芹菜择洗干净，去老叶，放入沸水锅中焯一下，再用凉开水冲凉，切丝，装盘。将水发腐竹切成丝，码在芹菜丝上。将酱油、盐、醋一起调成汁，浇在腐竹芹菜丝上，再加香油拌匀即成。

【用法】佐餐食用。

【功效】健脾益气，平肝化湿，祛瘀降脂。适用于冠心病、高血压、肝经湿热型脂肪肝等患者。

蛤蜊蛋

【原料】蛤蜊300克，鸡蛋200克，盐、黄酒、食用植物油、葱花各适量。

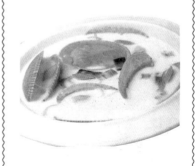

【制法】蛤蜊泡于盐水中，待吐沙后洗净，置于盘中，覆上微波薄膜，放入微波炉中高火加热2.5分钟取出，倒出蛤蜊汤汁。鸡蛋打散，加入黄酒、食用植物油、盐和蛤蜊汁搅拌均匀，取滤网过滤于深碗中，覆上微波薄膜，放入微波炉中火加热4分钟取出。蛤蜊排于蒸蛋上，覆上微波薄膜，放入微波炉中火加热6分钟取出，撒上葱花即可。

【用法】佐餐食用。

【功效】补阴益血，除烦安神，软坚散结，滋润五脏。适用于冠心病患者。

松子烧香菇

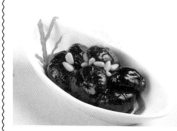

【材料】水发香菇600克，松子仁120克，上汤300毫升，料酒10毫升，食盐4克，酱油12毫升，食用植物油80克，湿淀粉40克，姜汁15毫升，芝麻油25毫升。

【制法】先将松子仁用温水浸泡一下，去皮后，用刀拍松，使其烂而不碎。然后将香菇洗净，去蒂，切成坡刀片，放入沸水锅中，汆透捞出。将锅放在火上，倒入食用植物油，烧至八成热后，放入松子仁略炸一下，再放入香菇片、食盐，烹入料酒、酱油、姜汁以及上汤，烧开，等到香菇入味后，用湿淀粉勾芡，淋入芝麻油，起锅装盘即可。

【用法】佐餐食用。

【功效】降脂降压，预防动脉硬化。适用于冠心病患者。

海带炒山药

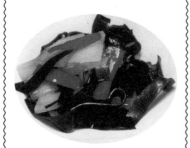

【原料】山药150克，水发海带150克，红辣椒、葱、盐、鲜汤、淀粉、食用植物油各适量。

【制法】海带切粗丝，入沸水加料酒略煮至断生，捞出沥水。山药去皮切长条。红辣椒切条。锅上火倒入油至4成热时，投入山药条焐油至断生，倒漏勺沥油。锅留少许底油，投葱花煸香，倒入山药条、海带丝、红辣椒条，再加入少许盐、鲜汤烧沸，加入盐调味，用水淀粉勾芡，起锅装盘即成。

【用法】佐餐食用。

【功效】降压、降脂、降糖。适用于冠心病、高脂血症、动脉硬化等患者。

香煎带鱼

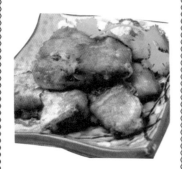

【原料】带鱼500克，鸡蛋120克，面粉50克，盐、料酒、植物油各适量。

【制法】将带鱼去鳃、内脏，洗净，切段，放入碗中，加盐、料酒拌匀，稍腌一会。鸡蛋打入另一碗内，搅匀。锅置火上，放油烧热，将带鱼段蘸一层面粉，再挂上鸡蛋液，放入热油锅中煎至两面金黄色即可。

【用法】佐餐食用。

【功效】清心养神，降压，益气，补血。适用于冠心病患者。

香椿拌豆腐

【材料】香椿嫩芽 120 克，嫩豆腐 450 克，食盐 4 克，鲜汤 30 毫升，芝麻油适量。

【制法】先将豆腐放入碗中，隔水蒸炖 30 分钟，改刀为 1~1.5 厘米的丁块放入盘中。将香椿嫩芽洗净后用沸水焯一下，捞出切成细末，置于豆腐上。取食盐、鲜汤、芝麻油放入碗中，调匀制成调味汁，浇在豆腐上即可。

【用法】佐餐食用。

【功效】减肥降脂，清热解毒。适用于冠心病合并肥胖症的患者。

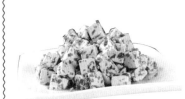

海带炖鸭肉

【原料】光鸭 500 克，水发海带 100 克，葱段、姜片、料酒、盐、鲜汤、食用植物油各适量。

【制法】光鸭剁成块，放入沸水中焯烫一下，捞出沥水。海带冲洗干净，切成条待用。锅上火倒入油烧热，投入葱、姜炸香，倒入鸭块炒干表面水分，烹入料酒，再转入砂锅中，添加适量清水和鲜汤烧开，用小火炖至鸭肉 7 成熟时，放入海带、盐，继续炖至鸭肉熟烂入味时，加入盐调味即成。

【用法】佐餐食用。

【功效】补阴抑阳，降血压，降血脂。适用于冠心病、高血压、高脂血症、血管硬化等患者。

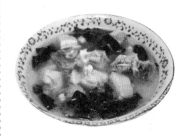

红烧带鱼

【原料】带鱼 500 克，鸡蛋 1 个，酱油、水淀粉、葱花、姜末、蒜末、盐、料酒、白糖、花生油各适量。

【制法】带鱼切段，用少许盐、料酒略腌制 15 分钟。水淀粉加姜末、蒜末、盐、酱油、白糖、料酒拌匀，调成味汁；鸡蛋打散拌匀。炒锅放油，待到八成热时，将腌好的带鱼裹上鸡蛋液放入油锅内煎至金黄色，将调好的味汁倒入锅里，大火烧沸，转小火慢煮，待汤汁变黏糊状，撒葱花即可。

【用法】佐餐食用。

【功效】补益五脏，养肝补血，益智健脑。适用于冠心病患者。

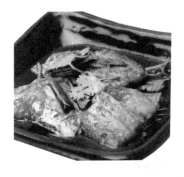

香菇蒸茄子

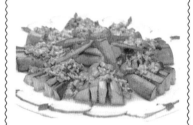

【材料】鲜嫩茄子 500 克，水发香菇 50 克，食盐、黄酒、素鲜汤、精制植物油、芝麻油、蒜蓉、葱段、生姜各适量。

【制法】先将嫩茄子清洗干净，去蒂，去皮，从尖端用十字花刀沿着茄长劈成 4 瓣，接近蒂处相连，不要切断。将水发香菇洗净，摘去柄，将葱洗净，切为段。将生姜去皮，洗净，用刀背拍松。取 1 个大碗，将香菇置于碗底部，上面放茄子，加入食盐、黄酒、素鲜汤以及葱段、生姜块。再浇上植物油，上笼蒸透后取出。然后将葱段、生姜块拣出不用，撒上大蒜蓉，淋上芝麻油，拌匀即可。

【用法】佐餐食用。

【功效】补中益气，清热解毒。适用于冠心病、心绞痛患者。

辣白菜

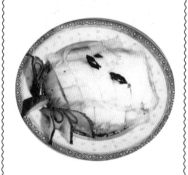

【原料】大白菜 750 克，干辣椒 10 克，花椒 25 粒，盐、绍酒、酱油、食用植物油各适量。

【制法】大白菜洗净，掰成块。干辣椒切成小段待用。炒锅上火，放油烧热，下花椒、干辣椒煸香，放入白菜、盐迅速翻炒，随即加入绍酒、酱油，翻炒均匀，起锅装盘即可。

【用法】佐餐食用。

【功效】通利肠胃，宽胸除烦，消食下气。适用于冠心病、心血管病、糖尿病、高脂血症等患者。

陈皮蒸鲤鱼

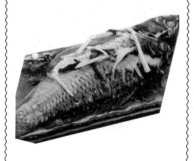

【原料】鲤鱼 1 条，陈皮、姜、盐、鲜汤各适量。

【制法】将鲤鱼宰杀，去鳞、鳃及内脏，洗净；姜切丝。陈皮用温水泡 10 分钟，洗净切丝。将陈皮丝、鲤鱼，放入盘内，加入姜丝、盐、少许鲜汤，上笼小火蒸 1 小时左右，出笼即可。

【用法】佐餐食用。

【功效】清热消肿，健脾养心。适用于冠心病、脂肪肝等患者。

玉竹卤猪心

【材料】玉竹 50 克，猪心 1 个，葱、生姜、盐、花椒、白糖、芝麻油、卤汁各适量。

【制法】先将玉竹煎煮 2 次，每次 20 分钟，合并滤汁。将猪心剖开洗净血水后，与葱、姜、花椒等一同放入药汁中，再置于砂锅内，先用旺火煮沸后，再改为文火煮至猪心六成熟时，捞出晾干。然后将猪心放入卤汁锅中，用文火煮熟后，捞出切片，稍加调料即可食用。

【用法】当菜佐餐，随意食用。

【功效】益气养阴。适用于气阴两虚型冠心病患者。

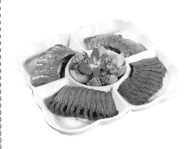

辣椒炒芹菜

【原料】芹菜 250 克，红椒 100 克，盐、白糖、食用植物油各适量。

【制法】芹菜摘洗干净，切成约 3 厘米长的段。红椒洗净去蒂，切成丝。锅上火倒入油至 8 成热，投入芹菜、红椒丝、盐大火快速翻炒至断生，起锅前加入盐调味即成。

【用法】佐餐食用。

【功效】降糖，降压，利尿，祛脂。适用于冠心病、糖尿病、高血压、高脂血症等患者。

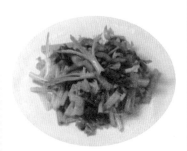

鲤鱼陈皮煲

【原料】鲤鱼 750 克，陈皮 6 克，赤小豆 60 克，盐适量。

【制法】将鲤鱼去鳞及肠杂，洗净，赤小豆洗净。鲤鱼入锅，加赤小豆、陈皮及清水适量，以旺火煮开，转小火慢焖 30 分钟。待熟烂时，加入盐调味即可。

【用法】佐餐食用。

【功效】安心养神，消肿胀，治黄疸。适用于冠心病、脂肪肝、急性肝炎等患者。

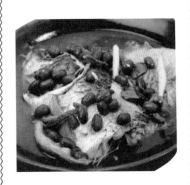

茭白炒蚕豆

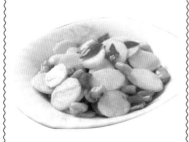

【原料】茭白400克，蚕豆100克，红辣椒、葱、盐、胡椒粉、排骨酱、姜、水淀粉、食用植物油各适量。

【制法】将茭白洗净切片，用开水烫一下，捞出沥干；将葱、姜切末；红辣椒切片。锅上火放食用植物油，四成热时放入葱花、姜末。炒出香味后倒入蚕豆、红辣椒片、茭白煸炒，再加入排骨酱、盐、胡椒粉和适量水，最后用水淀粉勾薄芡，炒匀即可。

【用法】佐餐食用。

【功效】调节大脑和神经组织的重要成分钙、锌、锰、磷脂等，增强大脑记忆力。适用于冠心病、脂肪肝等患者。

何首乌煮鸡蛋

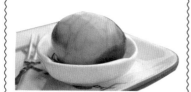

【原料】鸡蛋10只，何首乌50克，姜片、葱段、盐、料酒、酱油各适量。

【制法】锅中加水烧沸，放鸡蛋煮熟，捞出冷水过凉。剥蛋壳，用牙签在鸡蛋上扎十来个小孔待用。将何首乌放入锅中，添加适量清水大火煮沸，转小火煮约15分钟，加入葱段、姜片、盐等调味料和剥壳鸡蛋，煮至鸡蛋入味。待鸡蛋冷却将鸡蛋切成瓣，摆放在盘中，浇上原汁食用。

【用法】佐餐食用。

【功效】补益肝肾，益肝潜阳。适用于冠心病、高脂血症、动脉粥样硬化等患者。

红豆鲤鱼煲

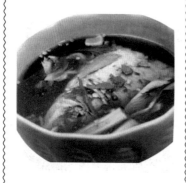

【原料】鲤鱼750克，红豆100克，小红尖椒、姜片、鸡汤、盐各适量。

【制法】鲤鱼宰杀，去鳞、鳃及内脏，洗净；红豆、红尖椒分别洗净。将鱼和姜片及洗好的红豆放入煲内，加入鸡汤，放在火上用大火烧沸。撇去表面浮沫，盖好盖，改用小火煲2小时左右；红豆和鱼块熟烂时，放盐、红尖椒，调好口味即可。

【用法】佐餐食用。

【功效】清肝养心，补益气血，健脾养胃，利水消肿。适用于冠心病患者。

洋葱炒肉丝

【原料】洋葱 200 克，猪瘦肉 100 克，红辣椒、姜、食用植物油、盐、水淀粉、酱油各适量。

【制法】将洋葱去老皮，洗净，切成丝，红辣椒洗净切丝；将姜切末。将猪瘦肉切丝，加食用植物油、盐、水淀粉、酱油拌匀。将炒锅烧干，加入食用植物油后，立刻倒入猪瘦肉丝，炒至猪瘦肉丝一变色即铲起，留底油。大火烧热底油，加入姜末和盐，倒入洋葱丝和红辣椒丝，大火炒至适宜的软度，再放入猪瘦肉丝，均匀加盐、酱油调味即可。

【用法】佐餐食用。

【功效】提神，降低血糖，供给脑细胞热能。适用于冠心病、糖尿病、贫血等患者。

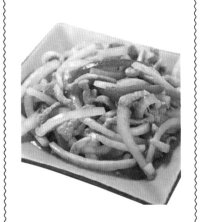

核桃拌芹菜

【原料】香芹 200 克，核桃仁 100 克，红辣椒、盐、鲜味酱油、香油、食用植物油各适量。

【制法】芹菜干净入沸水焯，用冷水激凉，挤去水分，切成长约 4 厘米的段。红辣椒洗净、切丝。核桃仁用开水泡后去皮，沥水待用。锅上火倒入油烧热，投入核桃仁炸至外表呈金黄色时，倒入漏勺沥油。取较大的碗，放入盐、酱油、香油调匀，然后放入芹菜、核桃仁拌匀，入盘即成。

【用法】佐餐食用。

【功效】润肌肤，乌须发，降血脂，明目，养血。适用于冠心病、动脉硬化、高血压、高脂血症等患者。

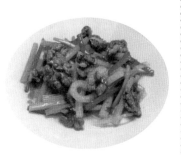

红油菠菜

【原料】菠菜 500 克，食用植物油、姜末、蒜末、盐、辣椒、醋、酱油各适量。

【制法】菠菜洗净切段汆水，装盘。起油锅，爆香姜、蒜，下辣椒炒香。将辣椒油淋在菠菜上，加盐、酱油、醋拌匀即可。

【用法】佐餐食用。

【功效】健脾消食，促进血液循环，养护心脑血管。适用于冠心病患者。

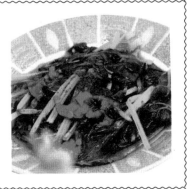

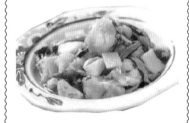

大蒜焖鲇鱼

【原料】鲇鱼 500 克，香菇 10 克，水淀粉、蒜、姜、盐、糖、香油、胡椒粉、老抽、料酒、食用植物油各适量。

【制法】将鲇鱼宰净切块，用盐水涂抹，拍上淀粉。将香菇去蒂，切丝；将姜切片；将蒜去包衣，取完整蒜瓣，待用。炒锅用中火烧热，下食用植物油烧至六成热，将鱼逐块放入，稍炸一会捞出，沥干油。炒锅再置火上，下蒜瓣、姜片、香菇丝爆透，烹料酒，下鱼块、盐、老抽、糖，约焖 10 分钟，再撒上胡椒粉，用水淀粉调稀勾芡。淋香油拌匀，盛在盘中，即可。

【用法】佐餐食用。

【功效】滋阴养血，补中气，开胃，利尿降压，降胆固醇，降血脂。适用于冠心病患者。

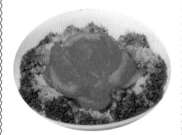

番茄炒西兰花

【原料】西红柿 150 克，西兰花 150 克，盐、白糖、鲜汤、水淀粉、食用植物油各适量。

【制法】西红柿切成月牙块待用。西兰花掰成小朵入沸水焯，沥水待用。锅上火倒入油烧热，放西兰花、西红柿翻炒，溜少许鲜汤，加盐、白糖，待菜炒入味，加，勾薄芡。

【用法】佐餐食用。

【功效】降低血清胆固醇、降血压、降血脂、抑制脂质过氧化。适用于冠心病患者。

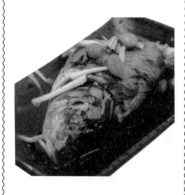

蜜汁塘鲤鱼

【原料】鲤鱼 500 克，杏仁 20 克，蜂蜜 50 克，料酒、酱油、植物油、姜丝、大葱段各适量。

【制法】将鱼去鳞、鳃及内脏，洗净；杏仁洗净。起油锅烧至七成热，下葱段、姜丝略煸，加 300 毫升清水煮沸。加杏仁、酱油、料酒、蜂蜜，再次煮沸，将鱼放入锅内，煮熟收汁即可。

【用法】佐餐食用。

【功效】滋补健胃，利水利尿，消肿通乳。适用于冠心病、脂肪肝、肾炎、肝硬化、黄疸型肝炎等患者。

蒸蒜香大虾

【原料】大虾 350 克，蒜 20 克，红辣椒、葱各 5 克，蒜蓉辣酱、糖、生抽各适量。

【制法】将大虾开边切开，去虾肠，洗净，用布吸干水分。将蒜去包衣拍碎，剁成蒜蓉；红辣椒切丝；葱切粒。把蒜蓉辣酱、糖、生抽和蒜蓉放于碗里，调成汁备用。将大虾排在微波容器上，把蒜蓉汁、红辣椒丝、葱粒放在大虾上，用保鲜纸包裹，留一小口疏气，高火蒸 8 分钟取出即可。

【用法】佐餐食用。

【功效】降低胆固醇。适用于心脏病、冠状动脉硬化等患者。

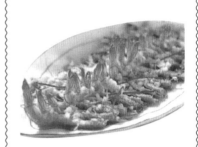

香菇烧丝瓜

【原料】丝瓜 300 克，水发香菇 50 克，盐、食用植物油各适量。

【制法】丝瓜去皮，洗净，切成滚刀块。香菇去蒂，洗净，切成片待用。锅上火倒入油烧热，下香菇煸炒出香味，再放入丝瓜炒制，加入盐和少许水，烧至熟透，用盐调味，出锅装盘即成。

【用法】佐餐食用。

【功效】祛暑清心，凉血解毒，降血脂，防癌。适用于冠心病、动脉粥样硬化、脂肪肝、血脂偏高、糖尿病等病症的患者。

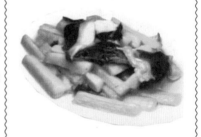

什蔬肉末

【原料】菠菜、小白菜、大白菜各 100 克，瘦肉 100 克，食用植物油、姜末、蒜末、盐各适量。

【制法】菠菜、小白菜、大白菜洗净切碎，瘦肉剁末。起油锅，下姜、蒜爆香，肉末入锅爆炒。放入各种蔬菜碎，加盐调味，翻炒起锅即可。

【用法】佐餐食用。

【功效】滋养心脾，强化体质，和胃养肝。适用于冠心病患者。

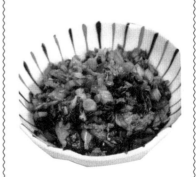

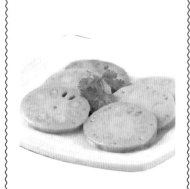

蜜汁酿藕

【原料】莲藕250克，糯米150克，糖75克，蜂蜜25毫升，香菜适量。

【制法】将糯米淘洗干净，用温水泡软泡透；藕切成半圆形连片。将泡好的糯米装在每个莲藕孔内，摆入碗中，上屉蒸30分钟取出，摆入盘内。锅内加水和糖、蜂蜜熬化至浓，浇在酿好的藕上，放上香菜装饰即可。

【用法】佐餐食用。

【功效】补中益气，健脾养胃，止虚汗。适用于冠心病、食欲不佳、腹泻等患者。

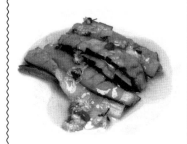

菊花蒸茄子

【原料】紫茄子500克，鲜白菊花2朵，蒜泥、盐、香油各适量。

【制法】菊花摘瓣冲洗干净。茄子去蒂，洗净，顺长切成4等份长条放入碗中，撒上菊花瓣，上蒸锅隔水蒸熟。将蒜泥、盐、香油加入蒸熟的茄子中，用筷子拌匀即成。

【用法】佐餐食用。

【功效】清热凉血，降压抗癌，活血镇痛。适用于冠心病、高脂血症、高血压等患者。

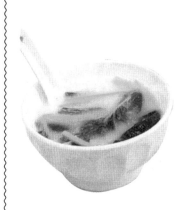

牛奶菠菜

【原料】菠菜500克，鲜牛奶300毫升，蒜、盐、胡椒粉各适量。

【制法】菠菜洗净沥干水后切段，蒜切片。鲜牛奶放入锅中烧煮，煮沸后放入蒜片和菠菜。加盐、胡椒粉，煮2分钟后起锅即可。

【用法】佐餐食用。

【功效】滋阴润肺，调和脾胃，通五脏，养心肌。适用于冠心病患者。

茄子蒸鱼片

【原料】茄子 300 克，草鱼 500 克，红辣椒、葱、盐、水淀粉、食用植物油、胡椒粉各适量。

【制法】将草鱼洗净，斩去鱼头鱼尾，取净鱼肉，切成大片。将鱼片加盐、水淀粉拌匀。将红辣椒切碎，葱切花。将茄子去皮切成条状，下锅用食用植物油稍炸片刻，铺在盘中垫底。将鱼片摆放于茄子上，撒上胡椒粉、红辣椒、葱花，上笼蒸熟即可。

【用法】佐餐食用。

【功效】清热解毒，活血，消肿，暖胃和中，增加食欲，促进肠道蠕动。适用于冠心病、头痛、久疟、心血管病患者。

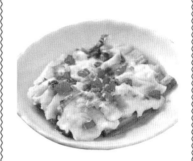

口蘑炖豆腐

【原料】豆腐 300 克，鲜口蘑 100 克，笋片 25 克，虾米少许、葱花、姜米、盐、料酒、素汤（香菇蒂、黄豆芽等熬成的汁）、水淀粉、食用植物油各适量。

【制法】豆腐切片，放入沸水煮，焯后捞出沥水。鲜口蘑入沸水中焯烫一下，沥水后切成片。锅上火倒入油烧热，下姜米、口蘑片略炒，烹入料酒，添加适量素汤大火烧开，放入豆腐、笋片、虾米、盐，转小火炖约 10 分钟，加入调味，用水淀粉勾芡，撒上葱花，出锅即成。

【用法】佐餐食用。

【功效】降脂，补益气血，健脾开胃。适用于冠心病、高脂血症、动脉硬化、慢性胃炎等患者。

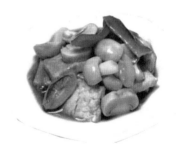

酱汁菠菜

【原料】菠菜 500 克，西红柿 1 个，食用植物油、芡粉、姜末、蒜末、盐各适量。

【制法】菠菜洗净氽熟装盘，西红柿洗净榨汁，芡粉加水调稀。起油锅，放入西红柿汁、姜、蒜、芡粉汁、盐调和成浓汁。将制好的浓汁淋在菠菜上，拌匀即可。

【用法】佐餐食用。

【功效】开胃消食，养血滋阴，补血养心。适用于冠心病患者。

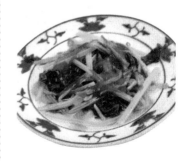

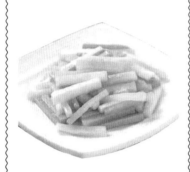

莴笋炒山药

【原料】山药 250 克，莴笋 250 克，胡萝卜 50 克，盐、胡椒粉、醋、食用植物油各适量。

【制法】将山药、莴笋、胡萝卜分别洗净，去皮，切长条，氽水，沥干待用。往锅内入食用植物油烧热，放入山药、莴笋、胡萝卜翻炒至熟，加盐、醋、胡椒粉调味即可。

【用法】佐餐食用。

【功效】促进排尿，减少对心房的压力，消除紧张，帮助睡眠。适用于冠心病、高血压、心脏病等患者。

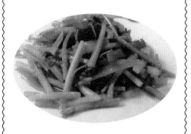

凉拌芹菜

【原料】嫩芹菜 250 克，盐、酱油、醋、香油各适量。

【制法】芹菜摘洗干净，入沸水锅中焯一下，立即用冷开水激凉，挤去水分，切成长约 4 厘米的段，放入大碗中。取小碗一只，放入酱油、醋、盐、香油调匀，兑成卤汁浇在芹菜上拌匀，待芹菜入味后装盘即成。

【用法】佐餐食用。

【功效】清热利水，降血压，降血脂。适用于冠心病、高脂血症、痛风、高血压、脂肪肝等患者。

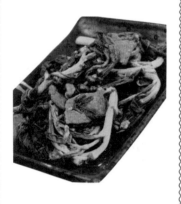

茼蒿炒肉片

【原料】茼蒿 200 克，猪肉 300 克，豆酱 20 克，食用植物油、姜丝、蒜末、盐各适量。

【制法】茼蒿洗净，猪肉洗净切片。茼蒿入沸水锅焯一下。起油锅，下姜、蒜爆香，肉片入锅炒变色后加入豆酱炒至八成熟，放入茼蒿，加少许清水、盐中火焖煮至收汁即可。

【用法】佐餐食用。

【功效】通络活血，强健心肌，活化脏器细胞，增强免疫力。适用于冠心病患者。

土豆焖牛腩

【原料】牛腩 150 克，土豆 200 克，姜、蒜、料酒、清汤、盐、大料、糖、老抽、胡椒粉、水淀粉、食用植物油、香菜各适量。

【制法】将土豆去皮，洗净切块；蒜剁蓉；姜切末。将牛腩斩块，用开水氽烫去血水，捞出沥干。锅内入食用植物油，入姜末、蒜蓉、牛腩爆透，加入料酒、清汤、盐、糖、大料，用老抽调色，加盖焖煮至八成熟，加入土豆块同焖至熟，用水淀粉勾芡，加胡椒粉。包尾油，拌匀撒上香菜即可。

【用法】佐餐食用。

【功效】提高机体抗病能力。适用于冠心病患者。

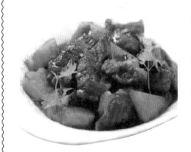

凉拌豆腐皮

【原料】豆腐皮 250 克，香菜适量，蒜泥、盐、白糖、酱油、醋、香油各适量。

【制法】豆腐皮洗净，放入冷水中泡软，改刀成宽条，再入沸水中焯烫一下，捞出沥干后，放入大碗中。取一只小碗，将蒜泥、酱油、盐、醋、香油、白糖放入，调成卤汁，浇在豆腐皮上，拌匀后，装盘即成。

【用法】佐餐食用。

【功效】清肺热，镇咳，消痰，养胃，解毒，降血脂。适用于冠心病、高脂血症、高胆固醇、肥胖症、血管硬化等患者。

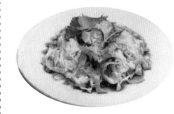

炝莴笋丝

【原料】莴笋 500 克，食用植物油、蒜末、盐、辣椒、花椒、醋、酱油各适量。

【制法】莴笋去皮洗净切丝，入沸水中烫熟后，撒上盐、醋、酱油拌匀。起油锅，爆香蒜末，放入辣椒、花椒，关火。将制好的辣椒油趁热倒在莴笋丝上，拌匀即可。

【用法】佐餐食用。

【功效】开胃健脾，清咽去热，消暑除烦，滋阴养心。适用于冠心病患者。

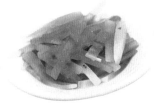

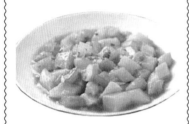

土豆烧苦瓜

【原料】苦瓜 250 克，土豆 50 克，葱、姜、香菜、盐、花椒、酱油、食用植物油各适量。

【制法】将土豆洗净去皮，切成块；苦瓜切小块；葱、姜、香菜分别切末。炒将锅置火上，入食用植物油，烧至八成热，放入葱末、姜末炒香，加入酱油、花椒，放入土豆块翻炒。入苦瓜块、盐，改用小火焖约 10 分钟。撒上香菜末，即可出锅食用。

【用法】佐餐食用。

【功效】增进食欲，健脾开胃，利尿活血，消炎退热，清心明目。适用于冠心病、糖尿病等患者。

平菇鸡蛋

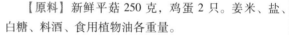

【原料】新鲜平菇 250 克，鸡蛋 2 只。姜米、盐、白糖、料酒、食用植物油各重量。

【制法】平菇冲洗干净，撕成条，入沸水中焯烫一下，捞出沥水待用。鸡蛋磕入碗中，加入盐、料酒搅匀。炒锅上火倒入油烧热，倒入蛋液炒熟成块状（或摊成饼状切成块）盛出。锅继续上火倒入油烧热，投入姜米炸香，放入平菇炒制片刻，加入少许盐和白糖炒入味，再倒入炒好的鸡蛋翻炒均匀，出锅装盘。

【用法】佐餐食用。

【功效】补充精氨酸、调节血脂。适用于冠心病、高脂血症、肥胖、高血压等患者。

酸辣白菜

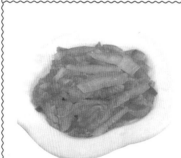

【原料】大白菜 500 克，红辣椒 30 克，食用植物油、蒜末、姜末、盐、醋各适量。

【制法】大白菜洗净沥干水后切丝，红辣椒洗净剁碎。起油锅，下姜、蒜炝锅，放入红辣椒翻炒片刻。放入白菜丝，加盐、醋翻炒至熟即可。

【用法】佐餐食用。

【功效】解热除烦，开胃健脾。适用于冠心病患者。

海米烧花椰菜

【原料】花椰菜 400 克，海米 20 克，葱、水淀粉、料酒、盐、蚝油、食用植物油各适量。

【制法】把花椰菜洗净，掰成小块；海米清洗干净；葱切段。将花椰菜放入开水锅中烫至断生，捞出用凉水过凉，沥干水分待用。炒锅置中火上，加入食用植物油，烧至温热，下葱段炸至金黄色捞出葱段不要，烹入料酒，加入少许水和少许，下海米、花椰菜、蚝油、盐，烧至入味，用水淀粉勾芡，出锅即可。

【用法】佐餐食用。

【功效】补肾壮阳，理气开胃。适用于心血管病患者。

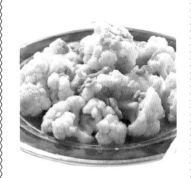

茄子塞肉

【原料】长茄子 400 克，猪瘦肉适量，香菇末 50 克，鸡蛋 1 个，葱、姜、蒜、盐、白糖、料酒、酱油、素鲜汤、水淀粉、食用植物油各适量。

【制法】茄子去蒂切成约 5 厘米长的段，掏空中心。猪瘦肉剁肉末，加香菇、鸡蛋、葱姜末、料酒、盐、水淀粉搅拌上劲，塞入茄子中。茄子放入蒸锅蒸至断生。锅上火倒入油烧热，下茄子略煸炒，加入酱油、白糖、素鲜汤和少许盐，待茄子烧至熟烂，加入蒜泥。

【用法】佐餐食用。

【功效】降脂，健胃。适用于高血压合并冠心病、高脂血症、动脉硬化、慢性胃炎等患者。

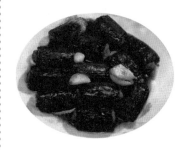

白菜虾卷

【原料】大白菜 400 克，虾 300 克，葱花、盐各适量。

【制法】大白菜洗净取叶，虾去壳、头尾，取虾仁。白菜叶汆水烫软，虾仁加盐腌制。虾仁放入白菜叶中裹卷装盘，撒上葱花，隔水蒸 5 分钟，起锅即可。

【用法】佐餐食用。

【功效】利尿排毒，清热润肺，平衡寒热。适用于冠心病患者。

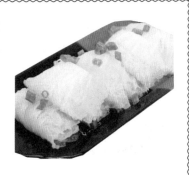

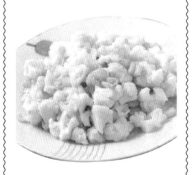

珍珠花椰菜

【原料】花椰菜400克，玉米50克，水淀粉、食用植物油、盐、鲜汤、姜汁、葱汁、花椒水各适量。

【制法】把花椰菜洗净掰成小朵，用开水烫至六成熟，沥水待用。锅内放食用植物油，加热至五成热时，放入花椰菜略炒，再放盐和玉米粒、鲜汤、葱汁、姜汁、花椒水。煮至沸，用水淀粉勾芡，翻炒均匀即可装盘。

【用法】佐餐食用。

【功效】益肺宁心，健脾开胃，利水通淋。适用于冠心病、食欲减退、消化不良等患者。

芹菜炒猪肝

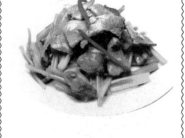

【原料】芹菜250克，猪肝150克，葱、姜汁、盐、白糖、料酒、醋、水淀粉、食用植物油、香油各适量。

【制法】芹菜摘洗干净，切成段。猪肝洗净，切成薄片，加入葱、姜汁、盐、料酒、水淀粉拌匀腌渍片刻。锅上火倒入油烧至6成热，倒入浆好的猪肝划散划透，捞出沥油待用。锅中留少许底油至7成热，倒入芹菜煸炒一下，随即加入盐、白糖，炒匀，用水淀粉勾芡，同时倒入划好的猪肝翻炒均匀，淋入醋、香油装盘即成。

【用法】佐餐食用。

【功效】降脂，降压。适用于冠心病、高血压、慢性肝病，肝血亏虚所致的头昏、眼花，肝热上扰所致的头痛眩晕、目赤目痛，排尿淋痛、白浊、黄疸、肝功能轻度异常等患者。

酸辣小白菜

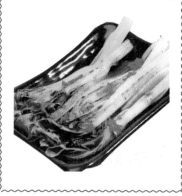

【原料】小白菜500克，红辣椒20克，食用植物油、姜丝、蒜末、盐、醋各适量。

【制法】小白菜择洗干净，红辣椒剁碎。起油锅，爆香姜、蒜，红辣椒入锅翻炒片刻。放入小白菜翻炒至熟，加盐、醋调味即可。

【用法】佐餐食用。

【功效】健胃消食，润燥止咳，消渴排毒。适用于冠心病患者。

腐竹拌菠菜

【原料】菠菜 250 克，水发腐竹 150 克，花椒油、盐、姜末各适量。

【制法】将泡发的腐竹挤干水分，切成段，加花椒油、盐，拌匀码在盘中。菠菜择洗干净，放入沸水中稍烫去生，捞出用凉开水过凉，挤干水分，切成段，放入盘中。在菠菜中加入花椒油、盐、拌匀，再与腐竹拌匀，最后撒上姜末即可。

【用法】佐餐食用。

【功效】除掉附在血管壁上的胆固醇，防止血管硬化，预防心血管疾病，保护心脏。适用于冠心病患者。

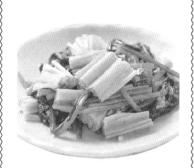

青瓜牛柳

【原料】牛里脊肉 200 克，青瓜 150 克，鸡蛋清 1 个，葱、姜汁、盐、料酒、酱油、胡椒粉、海鲜酱、水淀粉、食用植物油各适量。

【制法】黄瓜切片。牛里脊肉切条，加葱姜汁、料酒、盐、胡椒粉、海鲜酱拌匀腌约 20 分钟，加蛋清、淀粉上浆。锅上火倒油至 5 成热时，倒浆好的牛肉划油至熟，倒漏勺沥油。锅中留少许底油，投黄瓜条煸炒，倒牛肉，加调味料炒匀，起锅装盘即成。

【用法】佐餐食用。

【功效】补中益气，滋养脾胃。适用于冠心病、肥胖症、高血压、高脂血症、水肿、糖尿病等患者。

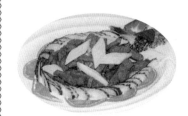

冬菇小白菜鸡块

【原料】小白菜 300 克，冬菇 200 克，鸡肉 200 克，食用植物油、姜丝、蒜末、盐、胡椒粉各适量。

【制法】小白菜择洗干净；冬菇洗净后切丝；鸡肉剁块汆水。起油锅，爆香姜、蒜，放入鸡块和适量水，煮沸后放入冬菇。用中火炖 1 小时后，放入小白菜煮熟，加盐、胡椒粉调味，起锅即可。

【用法】佐餐食用。

【功效】温中益气，养血生肌，清热消渴，降脂降压，养心护心。适用于冠心病患者。

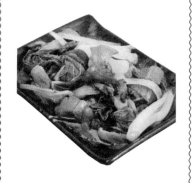

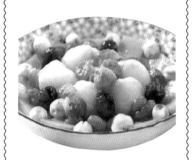

伍元蒸南瓜

【原料】南瓜 200 克，枸杞子、莲子、桂圆肉、红枣、荔枝肉各 10 克，盐、糖各适量。

【制法】南瓜去皮，去籽，切块，放入碗内。把枸杞子、莲子、桂圆肉、红枣、荔枝肉洗净，放到南瓜肉上，撒上盐、糖。蒸锅煮水至沸腾，放入枸杞子、莲子、桂圆肉、红枣、荔枝肉及南瓜，用中火蒸 15 分钟即可。

【用法】佐餐食用。

【功效】补血安神，健脑益智，补养心脾。适用于冠心病、病后需要调养、体质虚弱等患者。

清蒸凤尾菇

【原料】鲜凤尾菇 250 克，姜丝、青蒜丝、红椒丝、豉油皇汁、盐、白糖、鸡汤、食用植物油各适量。

【制法】凤尾菇去杂质，冲洗干净，放在汤碗内，添加适量鸡汤，加入姜丝、盐、白糖、食用植物油，然后入蒸笼蒸透。将蒸好的凤尾菇转入盘中，汁倒入锅中上火烧沸，用水淀粉勾芡后，浇在凤尾菇上，撒上青蒜丝、红椒丝，淋上豉油皇汁即成。

【用法】佐餐食用。

【功效】清热解暑，养阴生津，降血压，降血脂。适用于冠心病、高脂血症、高血压等患者。

春去秋来

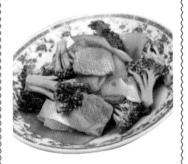

【原料】西兰花 200 克，竹笋 200 克，猪瘦肉 200 克，食用植物油、姜丝、蒜末、盐、胡椒粉、酱油各适量。

【制法】西兰花洗净切小朵，竹笋切片，猪瘦肉切片。起油锅，爆香姜、蒜，爆炒猪瘦肉后盛起。锅内留底油，放入西兰花、竹笋炒熟，肉片回锅，加盐、胡椒粉，淋上酱油翻炒起锅即可。

【用法】佐餐食用。

【功效】强筋健骨，补脾和胃，消除烦热，养心静气。适用于冠心病患者。

黄瓜姜丝拌海蜇

【原料】黄瓜 200 克，水发海蜇 200 克，红辣椒、姜、盐、醋、香油各适量。

【制法】将黄瓜、姜、红辣椒分别洗净，切成细丝。水发海蜇切成细丝后入清水中浸泡，然后放入热水锅中氽一下，捞出沥干，放入碗中。加黄瓜丝、姜丝、红辣椒丝，再加盐、醋、香油，拌匀即可。

【用法】佐餐食用。

【功效】扩张血管，降低血压。适用于冠心病患者。

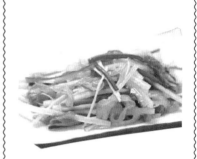

蒜末苦瓜

【原料】苦瓜 300 克，红辣椒 1 个，蒜末、盐、白糖、食用植物油各适量。

【制法】苦瓜洗净，顺长对半剖开，去瓤，切成片。红辣椒洗净，去籽，切成菱形片。锅上火倒入油至 8 成热时，倒入苦瓜、红辣椒快速炒制，溜入少许水，加入盐、白糖炒至苦瓜稍变软，再加入蒜末炒匀，用盐调味，出锅装盘即成。

【用法】佐餐食用。

【功效】清热润脾、养肝明目、降糖降脂。适用于冠心病、糖尿病等患者。

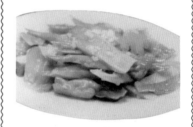

糖醋萝卜

【原料】白萝卜 500 克，食用植物油、盐、糖、醋各适量。

【制法】白萝卜洗净切片。起油锅，白萝卜片入锅炒熟后盛起。另起油锅，放糖，加入少许水，中火熬变色，再滴少许醋，白萝卜回锅，加盐翻炒，收汁起锅即可。

【用法】佐餐食用。

【功效】促进消化吸收，养血滋心，凉血润心。适用于冠心病患者。

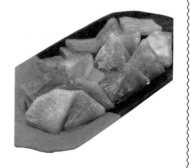

黄瓜卷

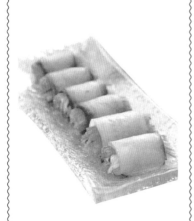

【原料】黄瓜250克，胡萝卜、莴笋各100克，香菇50克，盐、香油各适量。

【制法】将黄瓜洗净，切段，再片成薄片，加盐拌匀，腌20分钟，加香油拌匀。将胡萝卜、香菇、莴笋均切成细丝，胡萝卜丝、香菇丝用开水汆烫，莴笋用盐腌渍。将黄瓜片、莴笋丝分别挤去水分，胡萝卜丝、香菇丝、莴笋丝加盐、香油拌匀。取一片黄瓜片，摊开，放上胡萝卜丝、香菇丝、莴笋丝，卷起，并用刀修整不齐的部分，整齐码入盘中即可。

【用法】佐餐食用。

【功效】增强胃液、消化腺的分泌和胆汁的分泌。适用于冠心病患者。

茼蒿炒枸杞

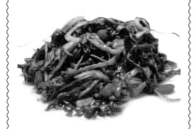

【原料】茼蒿150克，枸杞菜（枸杞头）100克，枸杞子少许，盐、白糖、食用植物油各适量。

【制法】分别将茼蒿、枸杞菜摘洗干净，沥水待用。枸杞子用水浸泡。炒锅上火倒入油烧热，投入茼蒿、枸杞菜大火速炒，炒至菜断生时加入枸杞子同炒，调味后装盘即成。

【用法】佐餐食用。

【功效】降压，降脂，清肝，清肺。适用于冠心病、高血压、高脂血症、动脉硬化、脂肪肝等病症的患者。

肉酱苦瓜

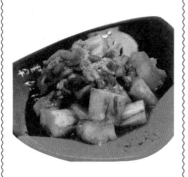

【原料】苦瓜500克，瘦肉200克，豆瓣酱20克，食用植物油、蒜末、盐、花椒各适量。

【制法】苦瓜洗净切块汆水，瘦肉剁末。起油锅，爆香花椒、蒜末，加豆瓣酱、肉末翻炒，加入少许水煮沸。放入苦瓜煮熟，加盐调味，收汁即可。

【用法】佐餐食用。

【功效】清热祛暑，益气活血，健脾开胃。适用于冠心病患者。

淡菜炒笋尖

【原料】淡菜 200 克，嫩竹笋 200 克，胡萝卜 50 克，食用植物油、料酒、盐、糖、鸡汤各适量。

【制法】将竹笋洗净切段；淡菜氽水；胡萝卜洗净去皮，切丝。把淡菜装入碗内，碗内加开水与淡菜平，上笼蒸透后，取出淡菜，剪除老块和中心的毛茸，再洗一次。锅内入食用植物油烧热，把竹笋、淡菜、胡萝卜丝分别倒入，加糖、料酒、盐、鸡汤，边煮边炒，直至汤收干，起锅装盘即可。

【用法】佐餐食用。

【功效】补肝肾，益精血，助肾阳，消瘿瘤，调经，降血压，滋阴凉血，和中润肠，清热化痰。适用于冠心病患者。

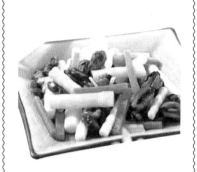

豌豆鸡肉丝

【原料】鸡脯肉 150 克，豌豆 100 克，葱、姜汁、盐、白糖、料酒、鸡蛋清、水淀粉、食用植物油各适量。

【制法】鸡脯肉切丝，加葱、姜汁、盐、白糖、料酒、蛋清、淀粉上浆。豌豆洗干净，沥干水分。锅上火放油烧至 5 成热，投鸡肉丝划油至肉丝呈乳白色时倒入漏勺沥油。锅上火倒入油烧热，投入豌豆略炒，加适量盐，烧开，倒鸡丝翻炒均匀，加水淀粉勾芡。

【用法】佐餐食用。

【功效】补益气血，降压祛脂。适用于冠心病、高脂血症、高血压等患者。

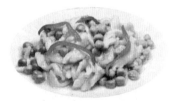

冬瓜煲

【原料】冬瓜 500 克，冬菇 50 克，瘦肉 100 克，食用植物油、葱花、蒜末、芡粉、盐各适量。

【制法】冬瓜去皮切块，冬菇切碎，瘦肉剁末，芡粉加水调稀。起油锅，爆香蒜末，爆炒瘦肉和冬菇，倒入芡粉汁，加盐煮沸。冬瓜块装入砂锅中，淋上炒好的冬菇瘦肉汁，放入蒸锅蒸熟，撒葱花即可。

【用法】佐餐食用。

【功效】祛除心烦胸闷，利尿，止咳止喘，降压。适用于冠心病患者。

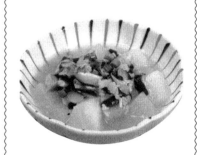

肉末竹笋

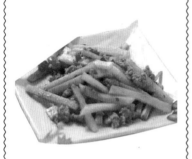

【原料】竹笋 300 克，猪瘦肉 75 克，芹菜 30 克，豆瓣酱、干辣椒、食用植物油、香糟汁、香油、酱油、盐各适量。

【制法】将竹笋去皮，洗净，斜切成长条；猪瘦肉剁成肉末；干辣椒剁碎；芹菜切段。将笋条入沸水中氽透，取出，冷水过凉，再沥干待用。将炒锅置火上，放食用植物油烧至六成热时，入猪肉末煸炒至熟，加酱油炒匀，出锅待用。净锅复置火上，放食用植物油烧热，放干辣椒、豆瓣酱和芹菜段炒出香辣味，加酱油、香糟汁和盐，炒匀，加入炒好的肉末和笋条，快速翻炒均匀，淋香油即可。

【用法】佐餐食用。

【功效】降压，安神。适用于冠心病、高血压病及其并发症、血管硬化、神经衰弱等患者。

西芹炒香菇

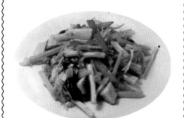

【原料】西芹 200 克，鲜香菇 100 克，甜红椒 1 个，盐、白糖、水淀粉、食用植物油各适量。

【制法】芹菜去叶、洗净切段。香菇洗净，改刀，焯水待用。红椒洗净，去籽，切成丝。锅上火倒入油烧热，先下香菇略炒，再加入芹菜、红椒丝，加入盐、白糖，翻炒均匀至入味，加入盐调味，勾薄芡，即可起锅装盘。

【用法】佐餐食用。

【功效】平肝清热，益气和血。适用于冠心病、肝阳上亢之头痛、高血压、高脂血症等患者。

茄汁冬瓜

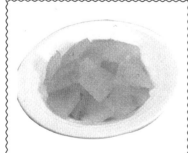

【原料】冬瓜 400 克，西红柿 1 个，花生油、盐各适量。

【制法】冬瓜去皮切片，西红柿榨汁。西红柿汁加盐拌匀。起油锅，冬瓜入锅炒熟，倒入西红柿汁拌匀入味即可。

【用法】佐餐食用。

【功效】开胃消食，利尿消肿，活络经血。适用于冠心病患者。

拌马齿苋

【原料】马齿苋 300 克，盐、酱油、醋、辣椒油、辣椒、糖、香油各适量。

【制法】将马齿苋择洗干净，切成段，放入沸水锅内氽至断生捞出，过凉。取一个碗，放入盐、酱油、醋、辣椒油、辣椒、糖、香油等调拌均匀。将过凉的马齿苋捞出，沥干，放入容器中加兑好的调味汁，搅拌均匀即可。

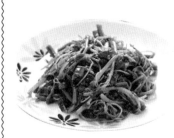

【用法】佐餐食用。

【功效】清热祛湿，散血消肿，利尿通淋。适用于冠心病患者。

鲜菇豆腐

【原料】鲜蘑菇 100 克，豆腐两方块，笋片 50 克，葱花、姜米、盐、水淀粉、鲜汤、香油、食用植物油各适量。

【制法】豆腐切方块，入沸水煮一下，捞出。蘑菇切厚片。笋片切丝。锅上火放油烧热，投姜米煸香，下蘑菇略炒，添适量鲜汤、盐、笋丝烧开，放豆腐，烧开后略煮，淋水淀粉，出锅装砂锅，撒上葱花，淋香油即成。

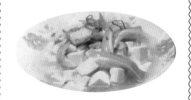

【用法】佐餐食用。

【功效】降脂，补钙，滋补肝脾，抗癌。适用于冠心病、高脂血症、动脉粥样硬化等患者。

糖酿玉米

【原料】玉米 500 克，银耳 100 克，红枣 50 克，冰糖各适量。

【制法】玉米拨粒，银耳泡发撕小朵，红枣洗净。银耳入锅加入适量水煮至黏稠，加冰糖、红枣煮沸。放入玉米粒搅拌，煮至玉米破粒即可。

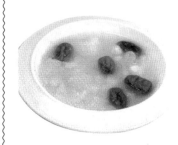

【用法】佐餐食用。

【功效】清热除燥，益肺宁心，和血益气，延缓衰老。适用于冠心病患者。

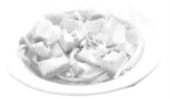

黄豆芽炖豆腐

【原料】黄豆芽 250 克，豆腐 300 克，清汤 200 毫升，食用植物油、盐、胡椒粉、姜、葱、香油各适量。

【制法】将黄豆芽摘去须、根，洗净，姜切片，葱切花。将豆腐切块，入沸水锅内汆水后捞出。锅中倒入食用植物油烧热，加入清汤以大火烧沸，下黄豆芽、豆腐、盐、姜片转小火烧透入味，调入葱花、胡椒粉、香油即可。

【用法】佐餐食用。

【功效】保护血管内皮细胞不被氧化破坏。适用于冠心病、骨质疏松、乳腺癌、前列腺癌等患者。

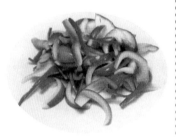

洋葱炒辣椒

【原料】洋葱 150 克，嫩辣椒 100 克，盐、鲜汤、香油、食用植物油各适量。

【制法】洋葱去表皮，冲洗干净，切成片弄散。辣椒洗净，去籽，切成菱形片或丝。锅上火倒入油烧热，下洋葱、辣椒大火速炒，溜入少许鲜汤，加盐炒入味，淋入香油，即可起锅装盘。

【用法】佐餐食用。

【功效】降糖降脂，温中散寒，健脾开胃，镇静抗炎，抗癌防癌。适用于冠心病、消化不良、高脂血症、动脉硬化等患者。

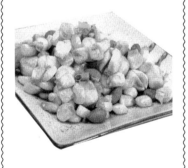

玉米杏仁

【原料】玉米 500 克，杏仁 200 克，莲子 200 克，食用植物油、葱花、蒜末、盐各适量。

【制法】玉米拨粒，杏仁、莲子适当泡发。起油锅，下蒜末爆香，杏仁、莲子放入锅中炒干水汽。放入玉米，加盐拌炒至熟，撒上葱花起锅即可。

【用法】佐餐食用。

【功效】促进消化，镇痛下气，保护心血管。适用于冠心病患者。

黑木耳蒸鳜鱼

【原料】鳜鱼 300 克，黑木耳、枸杞子、姜、葱、食用植物油、盐、生抽、料酒各适量。

【制法】将鳜鱼宰杀、洗净，从脊部两边各划一刀。将姜切丝，葱切丝。将鳜鱼摆入鱼碟内，撒上盐、料酒、黑木耳、枸杞子，入蒸笼蒸 8 分钟至熟。把姜丝、葱丝撒入蒸好的鳜鱼上，另烧锅下食用植物油，待油热时淋在鳜鱼上，浇上生抽即可。

【用法】佐餐食用。

【功效】补气血，益脾胃。适用于冠心病，脾胃虚弱等患者。

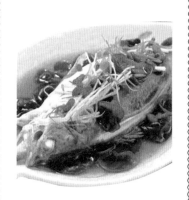

洋葱炒山药

【原料】洋葱 100 克，山药 250 克，青、红辣椒，盐、鲜汤、香油、食用植物油各适量。

【制法】山药去皮，洗净，切成薄片。洋葱去表皮切片。青、红辣椒切菱形。锅上火倒入油烧热，下洋葱、山药、青、红辣椒大火速炒，溜入少许鲜汤，加入盐，炒入味，淋入香油，即可起锅装盘。

【用法】佐餐食用。

【功效】健脾和胃，固肾益精。适用于冠心病、糖尿病、高脂血症、高血压、动脉硬化、慢性胃炎、慢性支气管炎等患者。

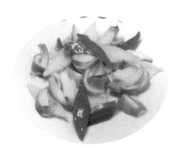

南瓜玉米

【原料】玉米 500 克，南瓜 300 克，盐适量。

【制法】玉米拨粒，南瓜去皮切块。南瓜入锅，加入适量水煮熟。放入玉米，搅拌，煮至南瓜、玉米熟透，放盐调味即可起锅。

【用法】佐餐食用。

【功效】滋心阴，养心神，调心血，促进消化，消除燥热。适用于冠心病患者。

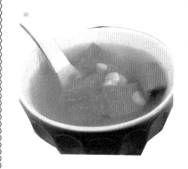

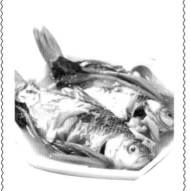

平菇鲫鱼

【原料】平菇 250 克，鲫鱼 500 克，牛奶 100 克，菠菜 50 克，料酒、盐各适量。

【制法】香油、食用植物油、葱、姜、鲜汤各适量。将鲫鱼洗净，刮去鱼鳞，除去鱼鳃、内脏，洗净。将平菇洗净，撕成小片；姜、葱分别切末；菠菜洗净氽烫至熟。将锅置火上，放食用植物油烧热，放入葱末、姜末煸香，加入鲜汤、牛奶、鲫鱼、平菇、盐、料酒，烧沸后改为小火炖至鲫鱼熟透入味，加入调味，淋入香油，放入菠菜于鱼两侧即可。

【用法】佐餐食用。

【功效】防治多种色素沉着引起的斑痕，暂时提供水分，保证皮肤的光滑润泽。适用于冠心病患者。

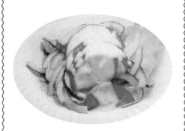

洋葱番茄沙拉

【原料】洋葱 200 克，西红柿 100 克，生菜叶少量，盐、沙拉酱各适量。

【制法】洋葱剥去外皮，洗净，先对半剖开，再横切成片。西红柿洗净，去蒂，切成片。生菜叶洗净，待用。将生菜叶垫在盘底，上面依次放上西红柿片、洋葱片，撒上少许盐，再裱上沙拉酱即成。

【用法】佐餐食用。

【功效】降血脂，清热解毒，生津止渴，健胃消食，凉血平肝。适用于冠心病患者。

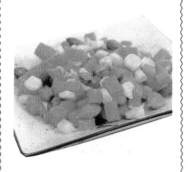

红杏仁拌玉米

【原料】玉米 200 克，胡萝卜 300 克，杏仁 300 克，食用植物油、芝麻油、盐各适量。

【制法】玉米拨粒，胡萝卜切粒，杏仁洗净。玉米和胡萝卜分别入沸水中煮熟，捞起沥干水；杏仁入油锅稍炸。将玉米、胡萝卜和杏仁放盘中，加入芝麻油和盐拌匀即可。

【用法】佐餐食用。

【功效】消除燥热，保护心血管。适用于冠心病患者。

香菇甘草炖乳鸽

【原料】乳鸽 300 克，猪瘦肉 100 克，甘草 10克，香菇 30 克，姜、盐各适量。

【制法】将甘草、香菇洗净，乳鸽宰杀、洗净，猪瘦肉洗净、切片，姜切片。砂锅内放适量清水煮沸，放入乳鸽、猪瘦肉，氽去血渍，捞出洗净。将乳鸽、香菇、猪瘦肉、甘草、姜片一起放入炖盅内，加入适量开水，大火煮沸后，改用小火炖 90 分钟，加盐调味即可。

【用法】佐餐食用。

【功效】润肺解毒。适用于冠心病患者。

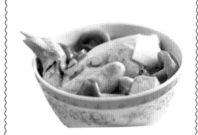

银耳炒肉丝

【原料】猪里脊肉 150 克，水发银耳 50 克。甜红、蛋清，姜米、盐、白糖、料酒、胡椒粉、清汤、食用植物油各适量。

【制法】银耳撕成小朵，入沸水略煮，捞出沥水。猪里脊肉切丝，加盐、料酒、蛋清、淀粉拌匀。红椒切丝。将盐、白糖、胡椒粉、清汤、水淀粉放入碗中，兑成芡汁。锅上火倒入油烧热，下肉丝划油至熟，倒入漏勺沥油。锅中留少许底油，投入姜米炸香，下红椒丝、银耳略炒，倒入兑好的芡汁，烧沸后，倒入肉丝炒匀。

【用法】佐餐食用。

【功效】滋补润肺，化痰镇咳，祛脂降压。适用于冠心病、高血压、高脂血症等患者。

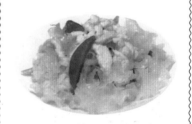

黄花牛肉

【原料】黄花菜 300 克，牛肉 200 克，食用植物油、芡粉、葱花、盐各适量。

【制法】黄花菜泡发洗净，牛肉切片。黄花菜入沸水中烫煮 2 分钟，捞起；芡粉加水调稀。起油锅，放入牛肉片炒熟，倒入芡粉汁，快速翻炒，黄花菜入锅炒匀，加盐调味，撒上葱花即可。

【用法】佐餐食用。

【功效】增强免疫力，提高心肌能力，醒心强志。适用于冠心病患者。

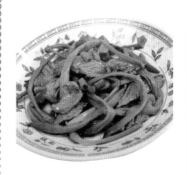

香菇烧茭白

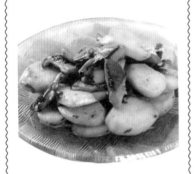

【原料】香菇 50 克，茭白 200 克，葱、姜、料酒、糖、盐、食用植物油、青辣椒、水淀粉各适量。

【制法】将茭白洗净、切片，香菇洗净、去蒂、切块，青辣椒切粒。锅入食用植物油，烧至五成热，先下茭白、青辣椒滑炒后盛出。起油锅烧热，下葱、姜炒香，先放入香菇略炒，再倒入滑炒后的茭白、青辣椒炒匀，放入料酒、糖、盐烧开，以水淀粉勾芡即可。

【用法】佐餐食用。

【功效】利尿祛水，清暑解烦而止渴，清热通便，除烦解酒。适用于冠心病、四肢水肿、排尿不利、产后乳汁缺少的妇女等患者。

油焖香菇

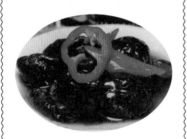

【原料】水发香菇 350 克，香菜叶少许，葱段、姜片、盐、酱油、鸡清汤、食用植物油各适量。

【制法】将香菇去掉菌柄，用水冲洗干净，挤干水分待用。香菜叶洗净。锅上火倒入油烧热，投入葱段、姜片煸香，放入香菇略炒，加入适量鸡清汤、酱油、盐，大火烧沸，转小火焖至香菇入味，加入盐调味，大火收汁即可装盘，撒上少许香菜叶点缀上桌。

【用法】佐餐食用。

【功效】补肝肾，健脾胃，益气血，降血脂。适用于心血管疾病、糖尿病等患者。

烩菜

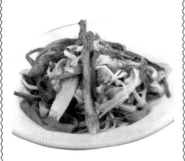

【原料】黄花菜、金针菇、油麦菜各 100 克，蒜末、盐各适量。

【制法】黄花菜泡发洗净，金针菇、油麦菜洗净。起油锅，爆香蒜末，加入适量清水和盐煮沸。黄花菜、金针菇入锅煮熟，放入油麦菜煮沸，收汁即可。

【用法】佐餐食用。

【功效】宽中理气，养血补虚。适用于冠心病患者。

金针菇蒸鱼块

【原料】金针菇 100 克，草鱼 500 克，姜、火腿、香菜、食用植物油、盐、胡椒粉、料酒各适量。

【制法】将草鱼宰好洗净，切成块状。将金针菇切去根部洗净，姜切丝，火腿切丝。将斩好的鱼块加入盐、料酒拌好待用。把金针菇、火腿丝、姜丝摆在草鱼块上，用大火蒸 8 分钟拿出，撒上胡椒粉，浇上热食用植物油，摆上香菜叶即可。

【用法】佐餐食用。

【功效】补肝，益肠胃。适用于冠心病、虚劳、风虚头痛等患者。

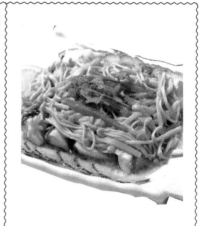

鱼片豆腐

【原料】净乌鱼肉 350 克，豆腐 200 克，鸡蛋清 1 个，葱段、姜片、蒜片、豆瓣酱、干辣椒、花椒、盐、白糖、料酒、酱油、淀粉、鲜汤、食用植物油各适量。

【制法】乌鱼肉批成厚薄均匀片，用盐、料酒、蛋清、淀粉拌匀上浆后入沸水锅中焯熟待用。将豆腐切片，焯水待用。锅上火倒入油烧热，投入葱、姜、蒜煸香，下豆瓣酱略炒后，加入鲜汤、酱油、盐、料酒、白糖，大火烧开，放入豆腐片、乌鱼片烧至入味，装入较深的盘中，淋入用干辣椒、花椒炝锅的热油即成。

【用法】佐餐食用。

【功效】健脾益气，活血化瘀。适用于冠心病、脾气虚弱型脂肪肝、高脂血症等患者。

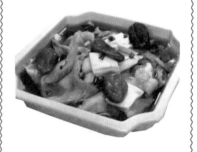

山药焖鸡

【原料】山药 300 克，鸡肉 300 克，食用植物油、葱花、蒜末、盐、胡椒粉各适量。

【制法】山药去皮洗净切块，鸡肉切块。起油锅，爆香蒜末，鸡肉入锅，加盐炒干血水。加入适量水，放入山药、盐、胡椒粉焖熟，收汁，撒上葱花即可。

【用法】佐餐食用。

【功效】养心活血，健脾益胃，增强免疫力。适用于冠心病患者。

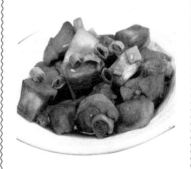

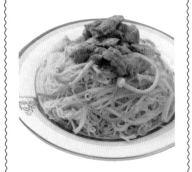

沙茶金针菇牛肉粉

【原料】牛肉 400 克，金针菇 150 克，胡萝卜 100 克，粉丝 200 克，蒜、姜、酱油、料酒、食用植物油、沙茶酱、盐、糖各适量。

【制法】将牛肉洗净切片，加酱油、料酒、食用植物油拌匀腌 10 分钟。将胡萝卜洗净去皮，切丝，粉丝剪成两半，用清水泡软，姜、蒜分别剁成蓉。将金针菇洗净，去尾部，沥干水。将锅置火上，倒入食用植物油烧热，入姜蓉、蒜蓉爆炒至香，加牛肉片、酱油炒至肉色稍变，加金针菇、沙茶酱、盐、糖、料酒拌炒，再加粉丝、水、胡萝卜炒匀即可。

【用法】佐餐食用。

【功效】降压，减肥。适用于冠心病、高血压、肥胖症等患者。

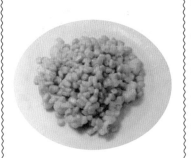

玉米花菜

【原料】花菜 300 克，罐头玉米粒 100 克，红甜椒 1 个，姜、蒜末、盐、白糖、水淀粉、食用植物油各适量。

【制法】花菜掰成小朵，入沸水中焯透，捞入冷水中过凉，沥水待用。红甜椒洗净，去籽，切成片。锅上火倒入油烧热，投入姜、蒜末煸香，下红甜椒、花菜、玉米粒，加入盐、白糖炒匀，添加少量，烧沸后，加入调味，用水淀粉勾芡，淋油，起锅装盘即成。

【用法】佐餐食用。

【功效】益肺宁心，健脾开胃。适用于冠心病、高脂血症、心血管疾病、肥胖症、脂肪肝等患者。

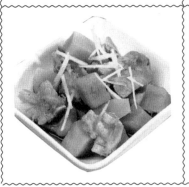

番薯蒸排骨

【原料】番薯 300 克，排骨 200 克，盐、姜丝各适量。

【制法】番薯去皮切块；排骨剁成段，入沸水中氽一下，去除血水。番薯、排骨加盐、姜丝拌匀。装盘入屉蒸 1 小时左右即可。

【用法】佐餐食用。

【功效】清除心肺火热，养益五脏，增强免疫力，促进代谢。适用于冠心病患者。

五色炒玉米

【原料】玉米粒 250 克，豌豆、红辣椒、竹笋各 100 克，香菇 30 克，葱、姜、料酒、盐、食用植物油、水淀粉各适量。

【制法】将香菇用温水泡发，切丁；红辣椒、竹笋洗净，切丁。将葱、姜分别洗净，切末。将玉米粒、豌豆、香菇、红辣椒一起氽水烫透，捞出沥干。炒锅上火烧热，加食用植物油，用葱末、姜末炝锅，烹料酒，加盐，再下玉米粒、豌豆、香菇、红辣椒、竹笋，翻炒均匀至入味，水淀粉勾芡即可。

【用法】佐餐食用。

【功效】促进大肠蠕动，清洁大肠，益肺宁心，健脾开胃，利水通淋，降低胆固醇，健脑。适用于冠心病、脾胃不健、食欲减退等患者。

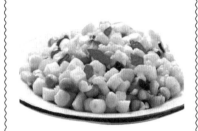

翡翠银芽

【原料】黄豆芽 150 克，苦瓜 150 克，食盐、白糖、醋、食用植物油各适量。

【制法】苦瓜洗净，顺长对半剖开去瓤，切成段，再切成细条，撒入少许食盐拌腌片刻。绿豆芽摘洗干净。锅上火倒入油至 9 成热时，投入苦瓜、绿豆芽大火速炒，烹入醋，加入食盐、白糖调味，起锅装盘即成。

【用法】佐餐食用。

【功效】去火开胃，降压，降脂，降糖。适用于冠心病、肝火亢盛型高血压、糖尿病、心血管系统疾病的患者。

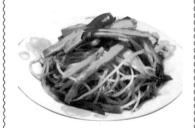

葱炒番薯

【原料】番薯 300 克，葱、花生油、盐各适量。

【制法】番薯去皮切块煮熟，葱切段。锅内放入花生油加热，放入番薯快速翻炒。放入葱段、盐一起炒匀即可。

【用法】佐餐食用。

【功效】和中，利水，健脾。适用于冠心病患者。

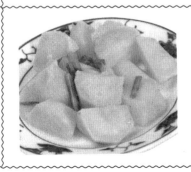

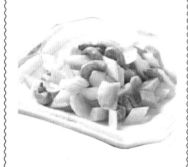

西芹百合炒腰果

【原料】西芹 100 克，胡萝卜 50 克，腰果 50 克，百合 30 克，盐、糖、食用植物油各适量。

【制法】将百合切去头尾，分开数瓣；西芹切丁；胡萝卜切小薄片。锅内下食用植物油，冷油小火放入腰果炸至酥脆捞起放凉。将锅中食用植物油倒出一半，剩下的油烧热，放入胡萝卜及西芹丁，大火翻炒约 1 分钟。放入百合、盐、糖大火翻炒约 1 分钟盛出，撒上放凉的腰果即可。

【用法】佐餐食用。

【功效】补血。适用于冠心病患者。

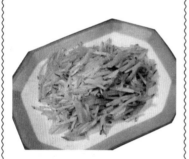

爆炒南瓜丝

【原料】嫩南瓜 400 克，食盐、食用植物油各适量。

【制法】南瓜洗净，去皮及瓤，切成细丝，加入少许食盐拌匀腌渍约 10 分钟。锅上火倒入油至 9 成热时，放入南瓜丝速炒片刻，至断生时，加入盐调味，出锅装盘即成。

【用法】佐餐食用。

【功效】润肺益气，化痰排脓，驱虫解毒，止喘利尿，降糖排毒，美容。适用于冠心病、高脂血症、痛风合并糖尿病。

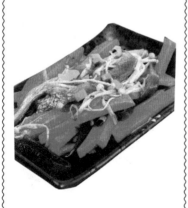

凉拌多丝

【原料】金针菇、胡萝卜、海带各 100 克，葱花、盐、酱油、醋、辣椒油、芝麻油各适量。

【制法】金针菇洗净去根，胡萝卜、海带洗净切丝。金针菇、胡萝卜、海带氽水沥干。将金针菇、胡萝卜、海带混合，加盐、醋、芝麻油、辣椒油、酱油拌匀，撒上葱花即可。

【用法】佐餐食用。

【功效】清心润肺，消燥滋阴，降火降压，疏通经络。适用于冠心病患者。

雪菜腰果

【原料】雪菜 100 克，腰果 100 克，葱、姜、食用植物油、香油、盐、汤各适量。

【制法】将雪菜撕成细丝，再切成段，放入开水锅内煮透，去除咸味。用葱、姜煸炒雪菜，加汤、香油、盐、煨至酥软捞出，沥干水分。锅中入食用植物油，烧热至三成热，放腰果，炸至金黄色时，捞出沥油。锅中入雪菜、腰果翻炒均匀即可。

【用法】佐餐食用。

【功效】降压，益颜，延年益寿，利尿降温。适用于冠心病患者。

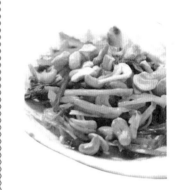

赤豆茄夹

【原料】茄子 350 克，赤小豆 200 克，鸡蛋 2 只，面粉适量，白糖、泡打粉、淀粉、食用植物油各适量。

【制法】赤小豆淘洗干净，用水浸泡后放入高压锅中，添加适量清水大火烧沸至排气时，扣上阀小火煮约 15 分钟，晾凉后加入适量白糖，制成豆沙馅待用。茄子去蒂，洗净，顶刀切成夹刀片。面粉放入碗中，加入淀粉、泡打粉、蛋液和清水调成糊。豆沙馅装入每一个茄夹内，制成生坯。锅上火倒入油至 5 成热时，将茄夹逐个挂匀糊，入油锅中炸透，待外脆内熟，表面呈黄色时，捞出沥油后装盘即成。

【用法】佐餐食用。

【功效】利水除湿，和血排脓，消肿解毒，补虚损。适用于乙肝、高血压合并冠心病、动脉硬化等患者。

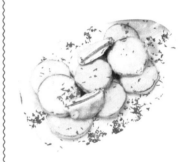

金针菇炒虾

【原料】金针菇 300 克，虾仁 200 克，食用植物油、葱花、蒜末、盐各适量。

【制法】金针菇去根洗净，沥干水。起油锅，爆香蒜末，虾仁入锅炒熟后盛起。另起油锅，放金针菇炒软，虾仁回锅，加盐一同翻炒至熟，撒上葱花即可起锅。

【用法】佐餐食用。

【功效】补气补血，促进心肌、神经等的发育与健康，增强心脏的泵血功能。适用于冠心病患者。

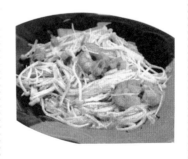

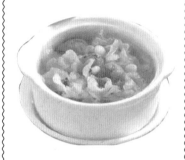

杏仁桂圆炖银耳

【原料】银耳200克，甜杏仁、桂圆各25克，糖100克。

【制法】将甜杏仁放入热水中浸泡，去衣。将桂圆放入凉开水中略泡银耳去杂洗净，用清水泡发。将锅置火上，入银耳、甜杏仁、桂圆，大火煮至沸腾后转用小火，炖至银耳软糯，放糖调味即可。

【用法】佐餐食用。

【功效】补益，增强人体的免疫力，调动淋巴细胞，加强白细胞的吞噬能力，兴奋骨髓造血功能。适用于冠心病患者。

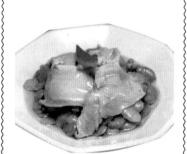

鸡片蚕豆

【原料】鸡脯肉150克，鲜嫩蚕豆瓣100克，鸡蛋1个，食盐、料酒、水淀粉、鲜汤、食用植物油各适量。

【制法】鸡脯肉洗净，剔去筋，切成薄片，放入碗中，用清水漂洗去血汁，挤干水分，加入食盐、料酒、蛋清，拌匀，再用淀粉上浆。蚕豆瓣冲洗干净，沥水待用。锅上火倒入油烧热，放入鸡片划油至熟，倒入漏勺沥油。锅中留底油烧热，下蚕豆瓣大火速炒，加入食盐和少许鲜汤，浇沸后勾薄芡，倒入鸡片推匀，起锅装盘即成。

【用法】佐餐食用。

【功效】补益气血，健脾和胃，抗癌防癌。适用于高血压、冠心病、脑血管疾病、结核病、肝炎、营养不良、贫血、皮炎、肥胖症等患者。

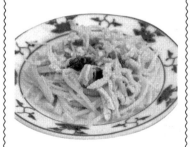

金针菇蒸肉

【原料】金针菇400克，瘦肉250克，葱花、蒜末、芝麻油、盐各适量。

【制法】金针菇洗净去根，瘦肉洗净切丝。金针菇用盐拌过后，铺在盘中，上面有序地放肉丝，再撒上蒜末。盘放入蒸锅，隔水中火蒸熟，撒上葱花，淋芝麻油，起锅即可。

【用法】佐餐食用。

【功效】促进食欲，益气温阳，通络五脏，调剂心血。适用于冠心病患者。

栗子烧菜心

【原料】栗子 250 克，白菜 500 克，水淀粉、盐、香油、胡椒粉、食用植物油各适量。

【制法】将栗子去壳取肉，洗净，切片；白菜择洗干净，取其嫩心，洗净。炒锅内放入食用植物油，烧至五成热，放入栗子炸 2 分钟至金黄时，倒入漏勺，沥去油，盛入小瓦钵内，加盐，上笼蒸 10 分钟。锅置大火上，下食用植物油，烧至八成热，放入白菜，加盐，煸炒一小会儿，用水淀粉调稀勾芡，盛入盘中，淋香油，撒胡椒粉即可。

【用法】佐餐食用。

【功效】润肠，排毒，护肤美容。适用于冠心病患者。

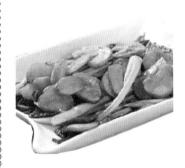

家常素炒

【原料】芹菜 100 克，香干、水发黄花菜、胡萝卜、土豆、莲藕各 50 克，姜米、食盐、白糖、鲜味酱油、香油、食用植物油各适量。

【制法】芹菜摘洗干净，切成段。香干冲洗干净，切成丝。黄花菜去掉硬梗，冲洗干净，挤去水，从中间切成段。土豆去皮、洗净，切成丝。胡萝卜、莲藕洗净，分别切成丝。锅上火倒入油烧热，投入姜米爆香，放入芹菜、香干、黄花菜等所有原料翻炒均匀至断生，加入食盐、白糖、鲜味酱油，炒入味，淋入香油，即可出锅装盘。

【用法】佐餐食用。

【功效】清热解毒，美容减肥，预防动脉硬化，降压祛脂。适用于冠心病、高血压等患者。

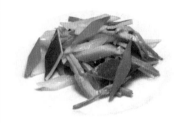

冬菇肉片

【原料】冬菇 300 克，瘦肉 300 克，食用植物油、姜丝、蒜末、盐、酱油、花椒各适量。

【制法】冬菇洗净切片，瘦肉切片。起油锅，爆香姜、蒜、花椒，爆炒肉片后盛起。锅内留油，冬菇入锅，中火炒熟，肉片回锅，加盐、酱油翻炒，起锅即可。

【用法】佐餐食用。

【功效】健脾生肌，益养心血，调补心气，增强免疫力。适用于冠心病患者。

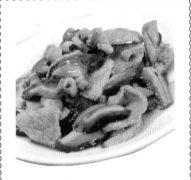

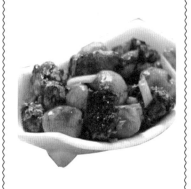

栗子焖乌鸡

【原料】乌鸡 750 克，栗子 100 克，汤 250 毫升，葱、黄酱、糖、盐、水淀粉、食用植物油、料酒、酱油、香油各适量。

【制法】将栗子去壳，取肉；葱切花。将乌鸡处理干净，剁成大块，放入沸水锅内氽出血水，捞出用清水洗净。将净锅置火上，放食用植物油烧热，用葱花炝锅，放入黄酱煸炒片刻，加料酒、酱油、糖、汤和乌鸡块煮30 分钟。放入栗子肉，用中小火再焖煮 10 分钟至鸡熟栗香，放盐，用水淀粉勾芡，淋上香油，出锅装盘即可。

【用法】佐餐食用。

【功效】降脂，降胆固醇。适用于冠心病患者。

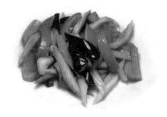

家常保健菜

【原料】芹菜 100 克，胡萝卜 100 克，茄子 100 克，姜米、食盐、酱油、醋、香油各适量。

【制法】芹菜摘洗干净，切成约 3 厘米长的段。胡萝卜洗净，切成约 3 厘米长的丝。茄子去蒂、洗净，切成同芹菜、胡萝卜一样长的丝。锅上火倒入油烧热，投入姜米炸香，下芹菜、胡萝卜、茄子大火速炒至断生，加入食盐、酱油、醋，炒入味，起锅装盘即成。

【用法】佐餐食用。

【功效】降糖，降压，预防动脉硬化。适用于冠心病、糖尿病伴有高血压的患者。

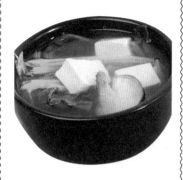

冬菇菠菜豆腐

【原料】冬菇 200 克，菠菜 200 克，豆腐 200 克，食用植物油、姜丝、蒜末、盐、花椒各适量。

【制法】冬菇洗净切片，菠菜洗净切段，豆腐切块。起油锅，爆香花椒、姜、蒜，冬菇入锅，加入适量水煮至七成熟。豆腐放入锅中，加盐煮沸后放入菠菜煮 1 分钟，起锅即可。

【用法】佐餐食用。

【功效】清热凉血，降脂排毒，滋心舒心，润燥消渴。适用于冠心病患者。

虾仁豆腐

【原料】豆腐 300 克，虾仁 100 克，鸡蛋 50 克，盐、料酒、鸡汤、水淀粉、食用植物油、香油、葱、姜各适量。

【制法】将豆腐切成方丁，用开水汆一下，滤干水分。将葱、姜分别切末；葱末、姜末、盐、料酒、鸡汤、水淀粉、香油放入碗中，调成料汁。将虾仁放入碗中，加盐、料酒、水淀粉、鸡蛋，搅拌均匀，炒锅内加入食用植物油烧热，放入虾仁炒熟。加入豆腐同炒，受热均匀后加入料汁，迅速翻炒，使料汁完全挂在主料上即可。

【用法】佐餐食用。

【功效】益于神经、血管、大脑的发育生长。适用于冠心病患者。

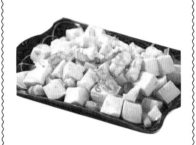

韭菜炒年糕

【原料】韭菜 200 克，年糕 150 克，红辣椒 1 个，食盐、白糖、食用植物油各适量。

【制法】韭菜摘洗干净，切成段待用。年糕蒸制回软，切成条。红辣椒洗净，去籽，切成丝待用。锅上火倒入油至 9 成热时，投入韭菜、红椒丝、年糕大火速炒至断生，加入食盐、白糖、调味，即可出锅装盘。

【用法】佐餐食用。

【功效】杀菌抗癌，降低血脂，减肥。适用于冠心病、高血压等患者。

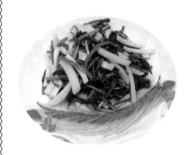

紫菜豆腐

【原料】紫菜 300 克，豆腐 200 克，食用植物油、蒜末、盐、胡椒粉各适量。

【制法】紫菜泡发洗净，豆腐洗净切块。起油锅，爆香蒜末，放入适量水和豆腐煮沸。放入紫菜，稍煮片刻，加盐、胡椒粉同煮至熟即可。

【用法】佐餐食用。

【功效】清心润肺，益气宁神。适用于冠心病患者。

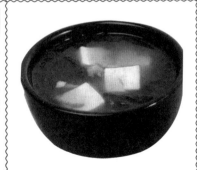

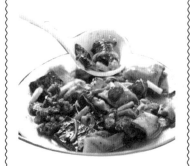

香菇枸杞子蒸甲鱼

【原料】甲鱼 500 克，香菇 30 克，枸杞子 10 克，红枣 10 克，陈皮、姜、葱、食用植物油、料酒、生抽、蚝油、盐、水淀粉各适量。

【制法】将甲鱼洗净，斩成件；香菇用清水泡发，切碎；枸杞子用清水浸泡红枣洗净去核；姜切片，葱切段。将甲鱼用料酒、生抽、蚝油、盐拌匀，然后加入香菇、枸杞子、红枣、陈皮、姜片、葱段、食用植物油、水淀粉拌匀。将拌匀后的甲鱼铺入盘中，放入蒸笼中蒸约 30 分钟即可。

【用法】佐餐食用。

【功效】降低血压、血脂、血糖，补肝肾，健脾胃，益气血。适用于冠心病患者。

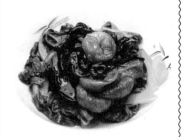

木耳烩面筋

【原料】油面筋 150 克，水发木耳 100 克，小青菜 50 克，姜丝、食盐、白糖、酱油、料酒、鲜汤、水淀粉、食用植物油各适量。

【制法】油面筋用清水稍泡片刻。青菜摘洗干净。木耳去蒂，洗净。锅上火倒入油烧热，投入姜丝煸香，添加适量鲜汤，放入油面筋、木耳烧沸，加入食盐、白糖、酱油、料酒，再放入小青菜烧至断生，勾芡后起锅装碗即成。

【用法】佐餐食用。

【功效】降压，降脂。适用于冠心病、高血压、动脉硬化等患者。

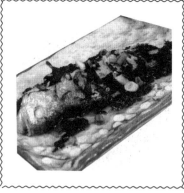

紫菜脆鱼

【原料】紫菜 200 克，黄花鱼 400 克，食用植物油、蒜末、盐、花椒各适量。

【制法】紫菜洗净剁成末，黄花鱼清理干净。起油锅，爆香蒜末，黄花鱼入锅，加盐煎熟盛起。另起油锅，放入紫菜，加盐、花椒翻炒，黄花鱼回锅同炒入味即可。

【用法】佐餐食用。

【功效】润燥醒心，益气宁神，增强免疫力。适用于冠心病患者。

葱烧海参

【原料】水发海参 500 克，大葱 150 克，清汤 100 毫升，姜、盐、糖、水淀粉、酱油、料酒、花椒油、食用植物油各适量。

【制法】把海参处理干净切长条段，放开水锅里煮一下，倒出沥水。将大葱切成段，姜切成末。将锅置火上，放食用植物油烧热，放入大葱段和姜末煸炒出香味并发黄时，放上酱油、料酒、盐、糖和清汤。煮沸后再放入海参段，用中小火煮透入味，用水淀粉勾芡，颠锅煮匀，淋花椒油即可。

【用法】佐餐食用。

【功效】舒张小血管，促进血液循环。适用于冠心病、血友病、易出血等患者。

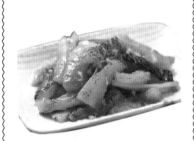

木耳烧白菜

【原料】大白菜帮（梗）200 克，水发木耳 150 克，姜末、食盐、鲜汤、水淀粉、食用植物油各适量。

【制法】大白菜帮洗净，切成菱形块，加入少许食盐拌腌片刻。木耳去蒂，洗净，入沸水中焯烫一下，沥水待用。锅上火倒入油烧热，投入姜末煸香，放入大白菜、木耳大火速炒，加入食盐，添加少许鲜汤略烧，再加入盐调味，用水淀粉勾芡，出锅装盘即成。

【用法】佐餐食用。

【功效】和血降压，通利肠道。适用于冠心病、单纯性肥胖、高血压等患者。

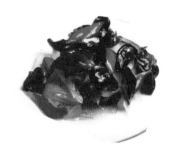

炒紫菜时蔬

【原料】紫菜 200 克，大白菜秆、胡萝卜、绿豆芽各 50 克，食用植物油、蒜末、盐各适量。

【制法】紫菜泡发切碎，白菜秆、胡萝卜分别洗净切丝，豆芽洗净。起油锅，爆香蒜末，胡萝卜、白菜秆放入锅中炒软。放入紫菜、绿豆芽炒干水汽，加盐翻炒后起锅即可。

【用法】佐餐食用。

【功效】增强免疫力，滋养胃肠，清心润肺。适用于冠心病患者。

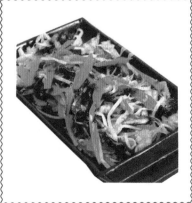

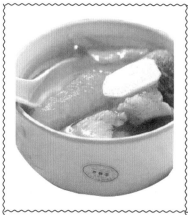

猴头菇炖海参

【原料】猴头菇200克，水发海参200克，姜、葱、料酒、盐、糖、胡椒粉、淀粉各适量。

【制法】将猴头菇去杂后洗净，切片，姜切片，葱切末。将海参洗净，入开水锅氽水后捞出，下炖盅，加水，倒入猴头菇片，加料酒、姜片、葱末、盐、胡椒粉、糖，煨炖1小时。加入淀粉适量，调匀后煮沸即可。

【用法】佐餐食用。

【功效】降低血胆固醇和三酰甘油含量，调节血脂。适用于冠心病患者。

肉末冬瓜

【原料】冬瓜400克，猪瘦肉的绞肉500克，红甜椒1个，葱末、姜末、豆瓣酱、料酒、食盐、鲜汤、食用植物油各适量。

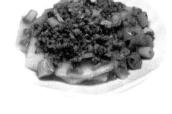

【制法】冬瓜洗净，去皮及瓤，在去皮的一面剞上"十"字花刀，再切成3厘米见方的块。红椒洗净，去籽，切成米粒状。锅上火加油烧热，下肉末略煸，烹入料酒，放入豆瓣酱、葱姜末、红椒末，添加少许鲜汤，待肉末烧熟后装入碗中。净锅上火加油烧热，下冬瓜略炒，添加适量鲜汤，加入盐、烧熟，盛入盘中，将剞"十"字花刀面朝上，浇上肉末即成。

【用法】佐餐食用。

【功效】降压，降脂。适用于冠心病、高血压、肥胖症等患者。

青椒豆腐

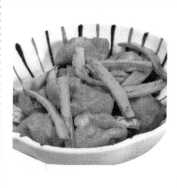

【原料】豆腐300克，青椒200克，食用植物油、盐、酱油各适量。

【制法】豆腐洗净切成厚片，青椒切丝。起油锅，豆腐入锅炸至微黄色盛起。锅内留底油，青椒入锅炒熟，豆腐回锅，加盐、酱油拌炒，起锅即可。

【用法】佐餐食用。

【功效】益中气，和脾胃，提高人体代谢，增强消化，降脂利心。适用于冠心病患者。

豉汁蒸盘龙鳝

【原料】鳝鱼 600 克，豆豉汁、柱侯酱、生蒜蓉、炸蒜蓉、姜末、辣椒末、葱花、陈皮末、淀粉、食用植物油、老抽、胡椒粉、香油、盐各适量。

【制法】将鳝鱼剖净，用热水烫洗净，从头至尾在鳝背上切一刀，背骨断但腹不断，洗净滤干水分。将鳝鱼加生蒜蓉、炸蒜蓉、姜末、辣椒末、陈皮末、豆豉汁、盐、香油、老抽、淀粉拌匀。把调好味的鳝鱼摆放圆碟中，造盘龙形，加入柱侯酱，用大火蒸熟，取出，在鳝鱼上撒胡椒粉、葱花，淋热食用植物油即可。

【用法】佐餐食用。

【功效】补气养血，温阳健脾，滋补肝肾，祛风通络。适用于冠心病患者。

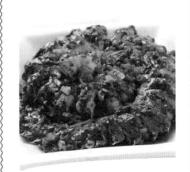

肉末西红柿

【原料】西红柿 250 克（2~3 只），猪瘦肉 75 克，粉皮 100 克，姜米、食盐、白糖、料酒、鲜汤、食用植物油各适量。

【制法】猪瘦肉冲洗干净，切成小块后剁碎成末。西红柿去蒂，洗净，用开水烫一下，撕去外皮，然后切成厚片。粉皮用水泡发后切成小片。锅上火倒入油烧热，投入姜米炸香，下猪肉末煸炒至变色，烹入料酒，再放入西红柿、粉皮，加入食盐、白糖和少许鲜汤略煮，加入盐调味即成。

【用法】佐餐食用。

【功效】益气健脾，生津止渴，理气养胃，平肝。适用于冠心病、高血压、脑血管病、癌症等患者。

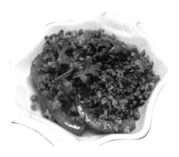

鸡蛋豆腐花

【原料】豆腐 300 克，鸡蛋 2 个，葱花、盐、胡椒粉各适量。

【制法】豆腐洗净切块，鸡蛋打散。豆腐入锅，加入适量水、盐煮沸。倒入蛋液，加胡椒粉拌匀煮沸，撒上葱花，起锅即可。

【用法】佐餐食用。

【功效】养心护肝，延缓衰老，增强体质。适用于冠心病患者。

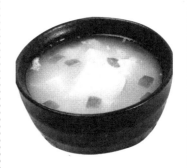

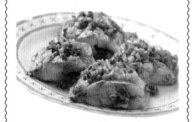

清蒸带鱼

【原料】带鱼 500 克，葱、姜、蒜、花椒、料酒、酱油、香油各适量。

【制法】把带鱼切成块状，洗净，然后在两面剞十字花刀，切段。将葱、姜、蒜、花椒分别切末。将带鱼块装盘，放上葱末、姜末、蒜末、花椒末、料酒、酱油等调味料，上蒸笼蒸 15 分钟。蒸熟的带鱼出笼，淋香油即可。

【用法】佐餐食用。

【功效】健胃，镇痛，发汗，解热。适用于冠心病患者。

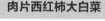

肉片西红柿大白菜

【原料】猪肉 100 克，西红柿 150 克，白菜 150 克，鸡蛋清 1 个，葱花、姜米、食盐、白糖、料酒、食用植物油各适量。

【制法】猪肉洗净，切成薄片，加入料酒、食盐、蛋清、淀粉拌匀上浆待用。西红柿去蒂，洗净，切成小块待用。白菜冲洗干净，切成段。锅上火倒入油至 6 成热，放入肉片划油至熟，倒入漏勺沥油。锅中留少许底油，投入葱姜略煸，下白菜煸炒，再下西红柿，加入食盐、白糖少许，炒至断生，再放入肉片翻炒均匀，加入盐调味即成。

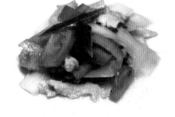

【用法】佐餐食用。

【功效】健胃消食，益气生津，降压。适用于冠心病、肝炎、肾炎、高血压、脑血管病、齿龈出血、慢性胃炎、前列腺炎等患者。

芹香豆腐

【原料】豆腐 500 克，芹菜 100 克，食用植物油、葱花、蒜末、盐各适量。

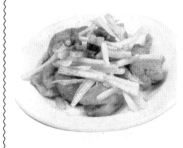

【制法】豆腐洗净切块，芹菜切丝。豆腐放入油锅中炸至金黄色捞出沥油。另起油锅，爆香蒜末，芹菜入锅炒香，豆腐回锅翻炒至熟，加盐调味，撒上葱花即可。

【用法】佐餐食用。

【功效】开胃消食，补血和气，调补心脾。适用于冠心病患者。

木瓜带鱼

【原料】生木瓜 400 克，鲜带鱼 350 克，葱、姜、醋、盐、酱油、料酒各适量。

【制法】将带鱼宰杀洗净，切成段。生木瓜洗净，去皮和籽，切成块；姜切片，葱切末。将锅置火上，加入清水适量，放入带鱼块、木瓜块、葱末、姜片、醋、酱油、料酒焖煮。焖煮至熟时，放入盐，调味即可。

【用法】佐餐食用。

【功效】润泽肌肤，养生健美，驱虫，清热，祛风。适用于冠心病、皮肤干燥等患者。

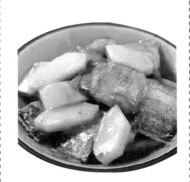

素拌茄条

【原料】嫩紫茄 500 克，蒜泥、芝麻酱、酱油、食盐、白糖、醋、香油各适量。

【制法】茄子去蒂，洗净，放入盘中，入蒸笼大火蒸约 8 分钟，取出后随即用冷开水过凉，然后用刀切成条或方丁装盘。将蒜泥、芝麻酱、酱油、食盐、白糖、醋、香油放入小碗中，调成卤汁，浇在盘中的茄子上即成。

【用法】佐餐食用。

【功效】活血化瘀，祛风通络。适用于痛风合并冠心病患者。

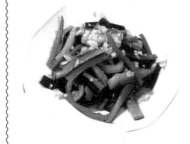

青菜豆腐

【原料】豆腐 200 克，小白菜、菠菜各 100 克，葱花、盐各适量。

【制法】豆腐洗净切成厚片，小白菜、菠菜洗净切段。将锅置火上，加入适量清水，豆腐入锅煮沸。放入小白菜、菠菜，加盐煮沸，撒上葱花，起锅即可。

【用法】佐餐食用。

【功效】补血益气，健体强志，养心护肝，调益五脏。适用于冠心病患者。

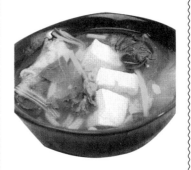

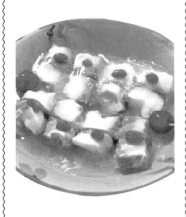

蒸酿草鱼

【原料】草鱼肉 150 克，火腿、猪瘦肉、红辣椒、姜、韭菜叶、食用植物油、盐、料酒、水淀粉、清汤、淀粉、樱桃各适量。

【制法】将猪瘦肉剁成肉糜；红辣椒、姜切粒，把猪肉糜和红辣椒粒、姜粒混合，调入料酒、盐、淀粉拌匀成馅。将韭菜叶余熟，草鱼肉、火腿切片，将馅酿入火腿片内，用鱼片盖上，再用韭菜叶从中间捆起来，摆入碟内，蒸 7 分钟至熟。锅内下食用植物油烧热，加入清汤，加盐，用水淀粉勾芡，淋在鱼块上，用樱桃装饰即可。

【用法】佐餐食用。

【功效】抗衰老，养颜，疏调肝气，增进食欲，增强消化。适用于冠心病、虚劳等患者。

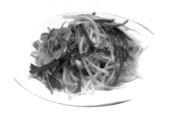

素炒黄豆芽

【原料】黄豆芽 400 克，姜米、食盐、白糖、酱油、醋、鲜汤、食用植物油各适量。

【制法】黄豆芽摘洗干净，沥干水分。锅上火倒入油烧热，投入姜米炸香，随即放入黄豆芽大火快速翻炒，溜入少许鲜汤，加入食盐、酱油、白糖，炒至入味，临出锅前淋入少许醋，装盘即成。

【用法】佐餐食用。

【功效】清热明目，补气养血。适用于冠心病、高血压、矽肺、肥胖症、便秘、痔疮、扁平疣、癌症等患者。

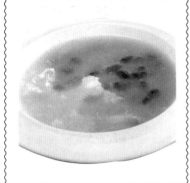

红豆鸡蛋

【原料】红豆 300 克，鸡蛋 3 个，盐适量。

【制法】红豆用温水泡发，鸡蛋打散。置锅于火上，加入适量水煮沸，红豆入锅煮熟。转小火，倒入蛋液煮熟，加盐调味即可。

【用法】佐餐食用。

【功效】护肝利心，补血生肌，保护心血管，增强免疫力。适用于冠心病患者。

白果炒草鱼丁

【原料】白果 70 克，水发黑木耳 75 克，草鱼 500 克，芹菜 50 克，鸡蛋清、葱、姜、水淀粉、盐、碱、食用植物油、料酒各适量。

【制法】将草鱼宰杀洗净，取净鱼肉剞十字花刀，切丁，先用碱水浸泡片刻，再用水冲净，加盐、料酒、鸡蛋清、水淀粉抓匀稍腌。将葱切花，姜切末，芹菜切粒，白果泡发。坐锅点火，加入食用植物油烧至五成热，下鱼肉丁、白果滑透。加葱花、姜末，一起炒出香味，加入芹菜粒、水发黑木耳继续炒，烹入料酒，加盐，用水淀粉勾芡即可。

【用法】佐餐食用。

【功效】暖胃和中，平降肝阳，祛风，益肝明目，扩张微血管，促进血液循环。适用于冠心病、高血糖、缺铁性贫血等患者。

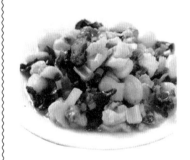

素炒绿豆芽

【原料】绿豆芽 400 克，红甜椒 1 只，姜米、食盐、白糖、醋、食用植物油各适量。

【制法】绿豆芽摘洗干净，沥干水分。红椒去籽，冲洗干净，切成丝。锅上火倒入油至 8 成热，投入姜米，随即放入绿豆芽大火速炒，加入食盐、白糖调味，出锅前淋入少许醋，装盘即成。

【用法】佐餐食用。

【功效】清暑热，调五脏，通经脉，解诸毒。适用于冠心病、高血压、肥胖症等患者。

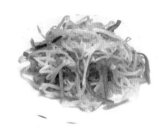

南瓜绿豆

【原料】绿豆 300 克，南瓜 300 克，盐适量。

【制法】绿豆泡发淘净，南瓜去皮切块。绿豆入锅，加入适量水煮沸，中火熬煮 90 分钟。南瓜入锅同煮至熟，加盐调味即可。

【用法】佐餐食用。

【功效】排毒养心，降脂降压，消除烦渴。适用于冠心病患者。

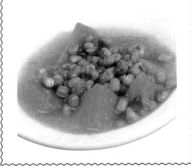

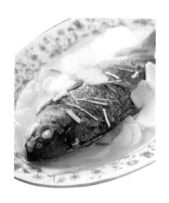

萝卜炖鲤鱼

【原料】萝卜400克，鲤鱼600克，姜、葱、蒜、酱油、料酒、食用植物油、糖、盐、香油、胡椒粉各适量。

【制法】将鲤鱼宰净，放入盐、料酒、酱油和胡椒粉腌渍入味，将腌好的鲤鱼放入烧热的食用植物油锅中煎透。将萝卜切成厚片，葱切段，姜切丝，蒜切片。取炖锅一只，将萝卜片放入锅的底部，鲤鱼放在萝卜片上。炒锅置于大火上，放入食用植物油烧热，用葱段、姜丝和蒜片爆香，加入糖和盐煮沸，倒入炖锅内，将炖锅置于大火上煮沸后，改用小火炖至鲤鱼熟透，撒入，淋香油即可。

【用法】佐餐食用。

【功效】促进消化，增强食欲，加快胃肠蠕动，止咳化痰。适用于冠心病患者。

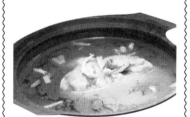

虫草炖仔鸡

【原料】仔鸡1只，冬虫夏草10克，红参9克，葱结、姜片、食盐、料酒、食用植物油各适量。

【制法】仔鸡用开水冲烫一下外表，沥水待用。冬虫夏草用料酒浸泡约30分钟。红参润透，切片。将葱结、姜片、冬虫夏草、红参、肫肝、心放入鸡膛内，再将鸡放入蒸碗内入蒸锅用旺火蒸约1小时即成。也可将鸡肉块煸炒至变色，烹入料酒，添加适量清汤，大火烧沸后撇去浮沫，再转入炖盅中，加入葱结、姜片隔水蒸熟。食用时加入食盐，调味即可。

【用法】佐餐食用。

【功效】补气血，益肺肾。适用于气血两虚型之冠心病、心律失常患者。

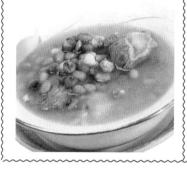

排骨绿豆

【原料】绿豆200克，排骨300克，蒜末、盐各适量。

【制法】绿豆泡发淘净，排骨剁段汆水。绿豆入锅，加适量水煮沸。放入蒜末、排骨，加盐，炖90分钟左右起锅即可。

【用法】佐餐食用。

【功效】补脾养胃，清热除烦。适用于冠心病患者。

当归焖鲤鱼

【原料】鲤鱼 600，当归 10 克，红枣 50 克，枸杞子 25 克，盐、香菜各适量。

【制法】将鲤鱼从腮部挖开，掏出内脏，洗净待用；把红枣、枸杞子洗净。把当归、红枣、枸杞子、鲤鱼一起放入锅内，焖煮 2 小时加盐，撒上香菜即可。

【用法】佐餐食用。

【功效】促进肝细胞再生，恢复肝脏功能。适用于冠心病患者。

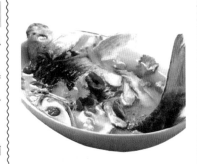

葱头烧鸡翅

【原料】鸡翅 400 克，洋葱头 100 克，西红柿 2 个，姜片、食盐、白糖、酱油、料酒、胡椒粉、鲜汤、食用植物油各适量。

【制法】鸡翅洗净，入沸水锅中焯烫一下去除腥味，捞出沥干水后剁成块。洋葱头去皮，改刀成条。西红柿冲洗干净，切碎待用。锅上火倒入油烧热，投入姜片煸香，下鸡翅块炒干表面水分，烹入料酒、酱油，添加适量鲜汤大火烧开，转小火炖至 5 成熟时，加入食盐、白糖继续炖约 10 分钟，再将洋葱、西红柿均匀撒在鸡翅的上面，继续用小火焖至肉熟菜烂，用大火收汁，调味即成。

【用法】佐餐食用。

【功效】温中益气，补精填髓，降压，降血脂。适用于冠心病患者。

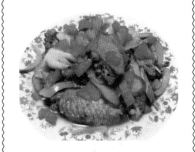

莲子猪心

【原料】莲子 200 克，猪心 200 克，食用植物油、蒜末、盐、胡椒粉各适量。

【制法】莲子洗净，放入锅中煮熟；猪心洗净切片。起油锅，爆香蒜末，猪心入锅炒熟。将莲子放入锅中同炒，加盐、胡椒粉调味即可。

【用法】佐餐食用。

【功效】调养心血，和气宁神，消燥助眠。适用于冠心病患者。

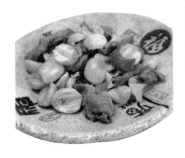

白菜丝拌紫菜

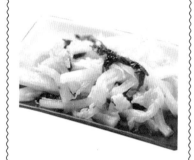

【原料】白菜 500 克，紫菜 15 克，蒜 25 克，食用植物油、盐、醋、香油各适量。

【制法】取白菜嫩叶切成丝，放入开水氽水后捞出，用冷水过凉，捞出挤去水分。将紫菜放温水里浸泡片刻，撕成小块，取出沥水备用；蒜剁成蒜末。将锅置火上，放食用植物油烧至五成热时，放入蒜末煸炒出香味，出锅倒在碗里，加上盐、醋、香油拌匀成味汁。将白菜丝和紫菜放在大碗里，加调好的味汁调拌均匀，装盘上桌即可。

【用法】佐餐食用。

【功效】护肤，养颜。适用于冠心病患者。

归芪炖乌鸡

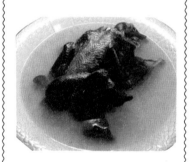

【原料】乌鸡 1 只（约 1500 克），当归 20 克，炙黄芪 60 克，葱结、姜片、食盐、料酒各适量。

【制法】乌鸡宰杀，整理清洗干净，用 9 成热的水烫皮，去尽绒毛，再用清水冲洗干净。当归洗净，视其大小，顺刀切几刀。砂锅上火，放入适量清水，再放入乌鸡、葱结、姜片、当归、黄芪大火烧开，撇去浮沫，加入料酒，转小火炖约 1 小时，加少许食盐再继续炖至鸡肉酥烂脱骨，加入调味即成。

【用法】佐餐食用。

【功效】气血双补，养阴退热，滋补肝肾。适用于冠心病、心律失常、气血两虚型心悸患者及血虚所致的各种病症等患者。

药膳小火锅

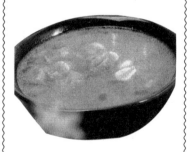

【原料】莲子 100 克，虫草、枸杞各 50 克，鸡肉 300 克，食用植物油、姜丝、蒜末、盐各适量。

【制法】莲子、虫草、枸杞洗净，鸡肉切块氽水。起油锅，爆香姜、蒜，鸡肉入锅炒干血水，加入适量水，加盐煮沸。放入莲子、虫草、枸杞同煮至熟即可。

【用法】佐餐食用。

【功效】通五脏，补五脏，活血脉，强筋骨。适用于冠心病患者。

银芽海带丝

【原料】绿豆芽 100 克，海带丝 60 克，红辣椒 50克，蒜、醋、糖、盐、香油各适量。

【制法】将海带丝洗净，放入开水中煮熟，捞出，浸入凉开水中，待凉切段；红辣椒洗净，切丝；蒜去皮，切末。将绿豆芽洗净，放入开水中余烫，捞出，立即浸入凉开水中，待凉加醋腌拌，5 分钟后沥干水分备用。将海带丝、绿豆芽装在碗中，加红辣椒丝、糖、盐、香油、蒜末搅拌均匀即可。

【用法】佐餐食用。

【功效】减肥，促进血液循环。适用于心血管疾病、肥胖等患者。

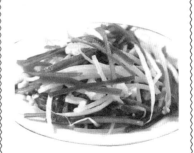

冬笋炒牛肉

【原料】牛里脊肉 200 克，冬笋 150 克，鸡蛋清 1个，葱、姜汁，食盐、料酒、酱油、胡椒粉、海鲜酱、水淀粉、食用植物油各适量。

【制法】冬笋洗净，顺长剖两半，切成长条。牛里脊肉洗净，切成条，加入葱姜汁、料酒、食盐、胡椒粉、海鲜酱拌匀腌渍约 20 分钟，再加入蛋清、淀粉上浆待用。锅上火倒入油至 5 成热，倒入浆好的牛肉划油至熟，倒入漏勺沥油。锅中留少许底油，投入冬笋煸炒片刻，倒入牛肉，加入调味料炒匀，起锅装盘即成。

【用法】佐餐食用。

【功效】降脂，降压。适用于冠心病、心血管疾病、肥胖症、高血压、高血脂、糖尿病等患者。

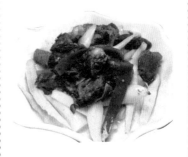

莲子莲藕

【原料】莲子 200 克，莲藕 200 克，瘦肉 200 克，盐适量。

【制法】莲子洗净，莲藕洗净切片，瘦肉切块余水。莲子入锅，加水煮沸 30 分钟，放入莲藕同煮至莲藕七成熟。放入瘦肉，加盐，小火焖炖 30 分钟，收汁即可。

【用法】佐餐食用。

【功效】开胃清热，补益心肌，养护心血管。适用于冠心病患者。

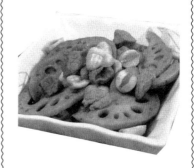

莲子黑豆煲羊肉

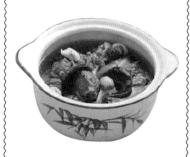

【原料】羊瘦肉 500 克，莲子 100 克，黑豆 150 克，陈皮、盐各适量。

【制法】将黑豆放入铁锅中，干炒至豆衣裂开，再洗干净，晾干水，备用。将莲子、陈皮和羊瘦肉分别洗干净，羊瘦肉斩件，备用。将羊肉、黑豆、莲子、陈皮放入瓦煲内，加适量清水，先用大火熬煮至水沸，然后改用中火熬煮 3 小时，加盐调味即可。

【用法】佐餐食用。

【功效】清除体内的自由基。适用于冠心病、妊娠腰痛、腰膝酸软、产后中风、四肢麻木等患者。

红花炖羊心

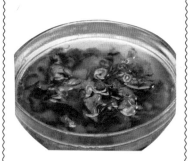

【原料】羊心 1 个，红花 6 克，葱花、姜片、料酒、食盐、胡椒粉、食用植物油各适量。

【制法】羊心剖开，冲洗干净，切成片待用。红花用水浸泡后待用。锅上火倒入油烧热，投入姜片煸香，再下羊心片略炒，烹入料酒，加入适量清水烧开，撇去浮沫，放入红花，转小火炖至羊心片熟透，加入食盐调味，撒上葱花即成。

【用法】佐餐食用。

【功效】化瘀，通络，补气血，养心。适用于冠心病、高血压等患者。

莲子猪肝

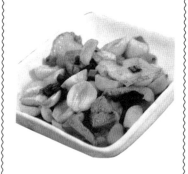

【原料】莲子 100 克，猪肝 300 克，葱花、姜片、盐、料酒、胡椒粉各适量。

【制法】猪肝洗净，汆熟后切成小片。猪肝、莲子、姜入锅，加入适量水煮沸，倒入料酒小火焖煮 1 小时左右。待汤汁收干后加盐、胡椒粉拌匀，撒上葱花，起锅即可。

【用法】佐餐食用。

【功效】补脾养胃，养心护心。适用于冠心病患者。

鱼羊炖时蔬

【原料】羊瘦肉 150 克，鱼头 300 克，油菜心、萝卜、鸡蛋、粉丝、盐、料酒、胡椒粉、淀粉、香菜、食用植物油、葱、姜各适量。

【制法】将鱼头入五成热食用植物油锅略炸，捞出，沥干油。羊瘦肉剁成肉糜，加盐、料酒、胡椒粉、鸡蛋、淀粉搅拌均匀，制成肉丸。将油菜心、萝卜、香菜分别洗净切好，葱切丝；姜切丝。坐锅点火，加入适量食用植物油，放葱丝、姜丝煸炒，放入鱼头，烹料酒，加清水大火煮沸，再放入萝卜，挤入肉丸。中火炖煮片刻加盐、胡椒粉调味，放入油菜心和粉丝炖煮至熟，撒香菜即可。

【用法】佐餐食用。

【功效】增强记忆。适用于冠心病患者。

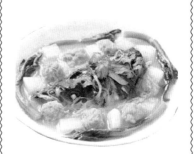

上汤牛筋

【原料】水发牛蹄筋 350 克，鸡汤约 600 克，香葱段、姜片、料酒、食盐各适量。

【制法】牛蹄筋洗净，去除油脂，放入清水锅中烧开，捞出沥水后切成粗条。将牛蹄筋放入砂锅中，加入鸡汤、姜片、料酒、食盐大火烧开，转小火炖约40 分钟至蹄筋软烂时，撒入葱段即成。

【用法】佐餐食用。

【功效】强筋骨，补脾胃，壮腰膝。适用于冠心病、消化不良、年老肾虚、腰膝酸痛、步行乏力不稳、肠炎等患者。

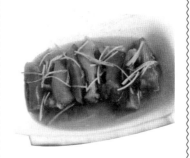

双椒鹌鹑蛋

【原料】鹌鹑蛋 15 个，青椒、红椒各 20 克，食用植物油、葱花、蒜末、盐各适量。

【制法】鹌鹑蛋用清水煮熟，青椒、红椒洗净切丝。鹌鹑蛋剥壳，并用小刀在蛋上划出一道道深入蛋黄的口子。热油，爆香蒜末，放入青椒、红椒炒熟，倒入鹌鹑蛋，加盐轻轻翻炒入味，撒葱花即可。

【用法】佐餐食用。

【功效】促食欲，护心肺，补气虚，安神益心。适用于冠心病患者。

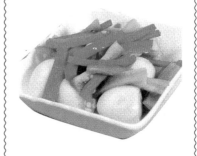

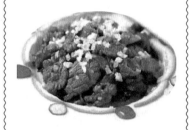

椰蓉牛肉

【原料】牛里脊肉300克，椰蓉50克，盐、料酒、葱、姜、黄酱、糖、食用植物油、酱油、鸡汤、香油各适量。

【制法】将牛里脊肉切成块，加盐、料酒拌匀，上笼蒸1小时，取出放凉。将葱、姜分别洗净，切末。将锅置火上，入食用植物油烧热，放入姜末、葱末、黄酱、糖、酱油、料酒、鸡汤，用小火将黄酱炒至发黏呈枣红色时加入牛肉块，翻炒均匀，淋入香油，撒上椰蓉即可。

【用法】佐餐食用。

【功效】提高机体的抗病能力。适用于冠心病患者。

菊麻鱼块

【原料】活草鱼1条（约800克），鲜白菊花3朵，罗布麻叶30克，葱段、姜片、蒜片、蚝油、料酒、酱油、食盐、白糖、食用植物油各适量。

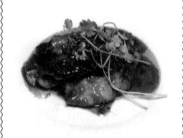

【制法】草鱼鱼肉剁成块，加入盐、料酒腌渍约15分钟。菊花分瓣，取1朵花瓣放入5%盐水中浸泡15分钟。另取2朵菊花瓣与罗布麻叶煎取汁液约200毫升。锅上火倒入油烧热，投入鱼块炸至表面上色，捞出沥油。锅中留底油，投入葱、姜、蒜煸香，下炸好的鱼块，再烹入料酒，加入煎好的汁液、酱油、蚝油、盐、糖和清水，大火烧开，转小火烧制待鱼肉熟，汤汁浓稠，调味，撒入菊花瓣，起锅装盘。

【用法】佐餐食用。

【功效】清肝祛风，强心利尿。适用于冠心病、高血压、心脏病等患者。

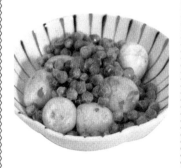

茴香豆蛋

【原料】鹌鹑蛋10个，黄豆100克，食用植物油、蒜末、盐、茴香粉、辣椒酱、酱油各适量。

【制法】鹌鹑蛋煮熟剥壳，黄豆泡发。黄豆入锅，加入适量水煮熟后捞起，鹌鹑蛋一切为二。起油锅，爆香蒜末，黄豆、鹌鹑蛋入锅，加盐、茴香粉、辣椒酱、酱油翻炒入味即可。

【用法】佐餐食用。

【功效】安神养心，降脂降压。适用于冠心病患者。

茶树菇蒸牛肉

【原料】牛肉 600 克，茶树菇 30 克，盐、料酒、蒜、姜、胡椒粉、蚝油、水淀粉各适量。

【制法】将牛肉切薄片，蒜剁成蒜蓉，姜切末。将牛肉加料酒、姜末、胡椒粉、蚝油、水淀粉腌渍 10 分钟。将茶树菇去蒂泡洗干净，放入盘中，撒上少许盐。把腌好的牛肉放在茶树菇上，上面再铺一层蒜蓉，入笼蒸 15 分钟即可。

【用法】佐餐食用。

【功效】增强记忆，降低胆固醇。适用于冠心病、高血压、肥胖症等患者。

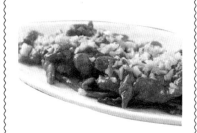

双耳滑鸡煲

【原料】鸡脯肉 300 克，水发黑木耳、白木耳各 75 克，鲜香菇 3 个，胡萝卜 50 克，葱、姜汁，葱段、姜片、食盐、料酒、酱油、鸡清汤、食用植物油各适量。

【制法】鸡脯肉洗净，切成小块，加入葱、姜汁，盐、料酒、酱油、拌匀，腌渍 20 分钟。黑木耳、白木耳、香菇、胡萝卜洗净，黑、白木耳撕成小朵，香菇切成两半，胡萝卜切成片。锅上火倒入油烧热，下鸡肉块略炸，倒入漏勺沥油。锅中留底油，投入葱、姜煸香，下香菇、胡萝卜略炒，放入鸡肉块炒匀，烹入料酒、酱油，添加适量鸡清汤大火烧开，去浮沫后，转入砂锅中加盐煲至汤汁浓稠，加入调味即成。

【用法】佐餐食用。

【功效】滋阴润肺，补益气血，预防动脉硬化，减肥。适用于冠心病，上、下消型糖尿病，糖尿病伴有高血压，动脉硬化等患者。

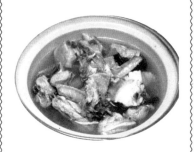

猪血骨

【原料】猪血 400 克，排骨一根，姜丝、蒜末、盐、胡椒粉各适量。

【制法】猪血洗净切块；排骨剁段，氽去血水。排骨入锅，加姜、蒜、盐、胡椒粉和适量清水，中火炖 1 小时左右。放入猪血，转大火煮沸，起锅即可。

【用法】佐餐食用。

【功效】壮腰膝，益力气，补虚弱，强心力。适用于冠心病患者。

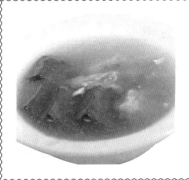

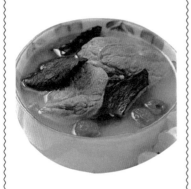

何首乌炖牛肉

【原料】牛肉 500 克，猪脊骨 200 克，何首乌 10 克，姜、红枣、盐各适量。

【制法】将猪脊骨、牛肉斩件，何首乌洗净。砂锅内放适量清水煮沸，放入猪脊骨、牛肉余去血渍，倒出，用温水洗净。用砂锅装水，大火煲沸后，放入猪脊骨、牛肉、何首乌、红枣、姜，煲 2 小时，调入盐即可。

【用法】佐餐食用。

【功效】补肝肾，益精血，润肠通便，祛风解毒。适用于冠心病患者。

蒜头炖兔肉

【原料】兔肉 500 克，紫皮大蒜头 50 克，香菜或葱花、姜片、料酒、酱油、食盐、胡椒粉、食用植物油各适量。

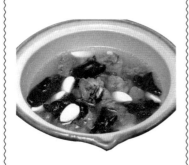

【制法】兔肉放入淘米水中浸泡 1～2 小时，取出洗净，沥水后剁成小块。大蒜头剥成瓣，去皮后用水冲洗干净。锅上火倒入油烧热，投入姜片煸香，下兔肉块炒干表面水分，烹入料酒、酱油，添加适量清水烧开，撇去浮沫，转入砂锅中，用小火炖至兔肉 7 成熟时放入大蒜瓣，加入食盐，继续炖至兔肉熟烂，加入胡椒粉调味，出锅装碗，撒上香菜即成。

【用法】佐餐食用。

【功效】补中益气，止渴健脾，滋阴凉血，降糖，去紫癜。适用于冠心病、心血管病、糖尿病、肥胖症、紫癜、血小板减少等患者。

清蒸牛肉

【原料】牛肉 400 克，冬菇 20 克，葱花、姜丝、蒜末、盐各适量。

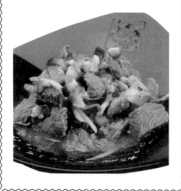

【制法】牛肉洗净，余水，切片；冬菇洗净切碎。牛肉片抹上盐，加姜、蒜腌制 10 分钟。装盘，撒上冬菇，入锅隔水蒸 30 分钟，起锅后撒葱花即可。

【用法】佐餐食用。

【功效】养血补气，开胃助食，强筋健骨。适用于冠心病患者。

芒果什锦

【原料】芒果 400 克，糯米 80 克，虾仁、香菇各 40 克，熟火腿、莲子各 20 克，鸡胸肉 100 克，食用植物油、醋、料酒、盐、淀粉各适量。

【制法】将芒果去皮去核，切小块；鸡胸肉、熟火腿、香菇、虾仁切成丁。将莲子、糯米洗干净，蒸熟。将锅置火上，入食用植物油烧热，入香菇、熟火腿、鸡胸肉、虾仁炒至熟。加料酒、盐、醋，再加芒果一起略炒，加淀粉勾芡，放在莲子和糯米上即可。

【用法】佐餐食用。

【功效】益胃止呕，解渴利尿。适用于冠心病患者。

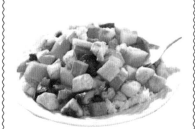

土豆烧牛肉

【原料】牛腩肉 500 克，土豆适量，葱段、姜片、八角、料酒、酱油、食盐、白糖、食用植物油各适量。

【制法】牛腩肉洗净，切成约 3 厘米×2 厘米的块，再入沸水中焯烫一下，滤去血水待用。土豆去皮、洗净，切成滚刀块。锅上火倒入油烧热，投入葱段、姜片、八角煸香，烹入料酒，添加适量清水，放入牛肉块大火烧开，转小火炖至 7 成熟时，加食盐、白糖、酱油继续炖至牛肉 9 成熟时，倒入土豆块炖至牛肉熟透，用调味，出锅装碗即成。

【用法】佐餐食用。

【功效】补脾胃，益气血，暖腰膝，强筋骨。适用于老年人冠心病、高血压、脑血管病、贫血、肝炎、术后恢复期、慢性病、慢性肾炎等患者。

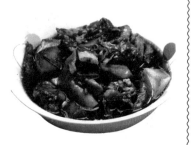

茄汁牡蛎

【原料】牡蛎 400 克，西红柿 1 个，食用植物油、葱、盐各适量。

【制法】牡蛎去壳洗净，西红柿榨汁，葱切葱花。锅内放油烧热，西红柿汁入锅熬酱，加盐拌匀。倒入牡蛎，大火翻炒，起锅，撒上葱花即可。

【用法】佐餐食用。

【功效】养心安神，滋阴降压，除烦润燥，补血凉血。适用于冠心病患者。

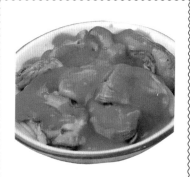

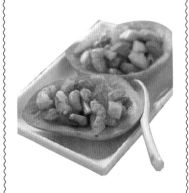

鲜虾香芒盏

【原料】芒果 100 克，鲜虾仁 80 克，西芹、胡萝卜、熟腰果仁各 30 克，蒜、姜、食用植物油、料酒、水淀粉、盐、生抽各适量。

【制法】将芒果切开两半，起肉切粒；西芹、胡萝卜均切成丁；蒜剁成蒜蓉；姜切末。烧锅放食用植物油烧至六成热，放入鲜虾仁泡油至熟，接着放入胡萝卜丁、西芹丁略泡油，一起捞出。另起锅，下姜末、蒜蓉爆香，放胡萝卜丁、西芹丁、虾仁、料酒，入生抽、盐，用水淀粉勾芡，下熟腰果仁、芒果粒炒匀即可。

【用法】佐餐食用。

【功效】补肾壮阳。适用于冠心病患者。

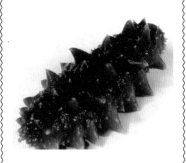

冰糖炖海参

【原料】水发海参 3 只，冰糖适量。

【制法】海参洗净放入砂锅中，加入适量清水大火烧开，转小火炖至海参酥软时，再加入适量冰糖炖约 15 分钟即成。

【用法】早饭前空腹食用，每日 1~2 次。

【功效】补肾益精，养血润燥。适用于冠心病、精血亏损、虚劳弱怯、阳痿、梦遗、小便频数、肠燥便秘以及高血压、动脉硬化等病症患者。

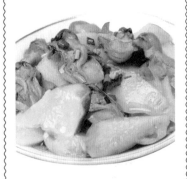

青鲜牡蛎

【原料】牡蛎 300 克，青瓜 200 克，葱 10 克，食用植物油、盐、胡椒粉各适量。

【制法】牡蛎洗净去壳，青瓜洗净切片，葱切葱花。锅内放油烧热，放入青瓜炒熟。放入牡蛎肉，和青瓜同炒至熟，加盐、胡椒粉调味，撒上葱花，起锅即可。

【用法】佐餐食用。

【功效】补脑养心，解毒镇痛，除烦润燥，补血凉血。适用于冠心病患者。

香芒火龙果西米露

【原料】芒果 50 克，火龙果 150 克，西米、椰汁各适量。

【制法】将西米放锅中用清水煮至呈半透明状，捞起过一次冷水，再入沸水中煮至透明后，捞起过第二次冷水。将芒果去皮去核，取肉切粒。火龙果对半切开，挖出果肉切成粒，把挖出来的果肉粒放回果皮中，加入芒果粒、西米、椰汁即可。

【用法】佐餐食用。

【功效】健脾，补肺，化痰。适用于冠心病、脾胃虚弱、消化不良等患者。

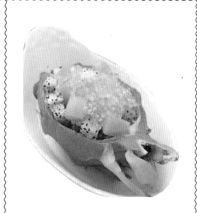

党参当归鸡

【原料】仔鸡 1 只，党参 15 克，当归 9 克，红枣 10 颗，葱结、姜片、青蒜花、食盐、料酒、米酒各适量。

【制法】鸡宰杀，整理清洗干净，再将洗净的肫、肝、心及党参、当归（事先用水浸泡、切片）装入鸡腹内。将鸡放入砂锅内，添加适量清水，再加入葱结、姜片大火烧开，撇去浮沫，加入料酒、红枣，转小火炖至鸡肉熟烂脱骨，加入少许米酒煮沸，用食盐调味，撒上青蒜花即成。

【用法】佐餐食用。

【功效】补中益气，活血通络。适用于气血两虚型之冠心病患者。

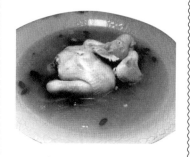

生菜三文鱼

【原料】三文鱼 100 克，生菜 100 克，米饭 200 克，胡萝卜 80 克，紫菜 50 克。

【制法】三文鱼切片，胡萝卜切丝，紫菜泡软，生菜洗净。生菜在开水中烫软，胡萝卜丝、紫菜在锅中炒熟。摊开生菜叶，把米饭、胡萝卜丝、紫菜放在菜叶上，包好，面上放一片三文鱼即可。

【用法】佐餐食用。

【功效】促进血液循环，养心健脑。适用于冠心病患者。

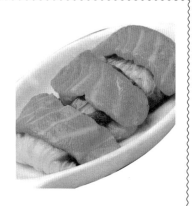

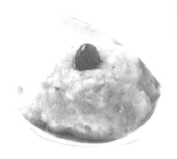

香蕉土豆泥

【原料】香蕉 50 克，土豆 50 克，圣女果、蜂蜜各适量。

【制法】将香蕉去皮，取肉用汤匙捣碎；土豆洗净去皮切块。将土豆蒸至熟软，取出压成泥状，放凉备用。将香蕉泥与土豆泥混合，摆上圣女果，淋上蜂蜜即可。

【用法】佐餐食用。

【功效】增加人体抵抗力，延缓人的衰老，改善血液的成分，促进心脑和血管功能。适用于冠心病患者。

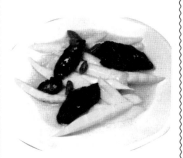

海参烧笋片

【原料】水发海参 200 克，竹笋 150 克，枸杞适量，葱段、姜片、食盐、料酒、水淀粉、鲜汤、蚝油、食用植物油各适量。

【制法】海参洗净，用刀批成片。竹笋切片，入沸水中焯透，沥水待用。枸杞用水冲洗干净。锅上火倒入油烧热，投入葱段、姜片煸香，下笋片、海参，再添加适量鲜汤，加入料酒、食盐大火烧沸，加入枸杞、蚝油，转小火烧至海参酥烂入味，加入胡椒粉调味，用水淀粉勾芡，出锅装盘即成。

【用法】佐餐食用。

【功效】滋阴补肾，壮阳益精，养心润燥，通便排毒，益寿延年。适用于冠心病、体质虚弱并伴有高血压、动脉硬化的糖尿病患者。

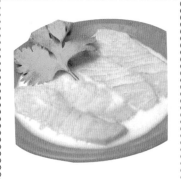

柠檬三文鱼

【原料】三文鱼 500 克，柠檬 1 个，牛奶 50 毫升。

【制法】三文鱼洗净切片，柠檬榨汁取汁液。三文鱼装盘，柠檬汁加牛奶搅匀，淋在鱼片上。放入蒸锅中，隔水蒸 10 分钟即可。

【用法】佐餐食用。

【功效】促进食欲，帮助消化，补血降脂，增强体质，护脑补脑。适用于冠心病患者。

菠萝炒牛肉

【原料】牛肉 250 克，菠萝 300 克，料酒、蚝油、食用植物油、生姜粉、淀粉、盐、糖、胡椒粉各适量。

【制法】将牛肉横切成片，加食用植物油、糖、生姜粉、淀粉、胡椒粉、料酒抓匀，腌 15 分钟左右。将菠萝清洗干净，切成小块，用淡盐水浸泡几分钟后取出沥干水待用。炒锅入食用植物油烧热，将腌好的牛肉倒入，快速翻炒，加入适量蚝油，放入菠萝块，快炒即可。

【用法】佐餐食用。

【功效】促消化。适用于冠心病、消化不良等患者。

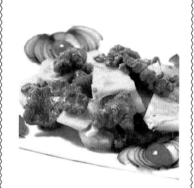

蛤蜊炖山药

【原料】山药 300 克，蛤蜊肉 200 克，葱花、姜片、料酒、食盐、胡椒粉、食用植物油各适量。

【制法】蛤蜊肉用水漂洗干净，沥水待用。山药去皮，洗净，切成滚刀块。锅上火倒入油烧热，投入姜片煸出香味，下蛤蜊肉稍煸炒一下，烹入料酒，添加适量水烧开，撇去浮沫，再转入砂锅中，放入山药大火烧开，转小火炖至山药熟透时，加入食盐调味，放入葱花，撒入胡椒粉即成。

【用法】佐餐食用。

【功效】滋阴，补肺。适用于阴亏肝郁型之冠心病患者。

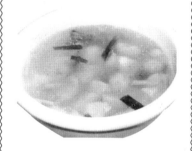

黄花鱼焖青瓜

【原料】黄花鱼 1 条，青瓜 200 克，姜、蒜各 10 克，食用植物油、盐、花椒、生抽各适量。

【制法】黄花鱼清理干净切块，青瓜洗净切条，姜、蒜切丝。锅内放油烧热，爆香姜、蒜、花椒，黄花鱼入锅煎至八成熟，加盐、生抽和适量的水煮沸。放入青瓜，加盖小火焖 10 分钟，收汁即可。

【用法】佐餐食用。

【功效】清热除烦，解毒排毒，静心养心，安神补脑。适用于冠心病患者。

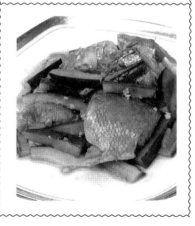

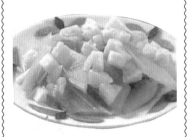

菠萝莴笋

【原料】莴笋500克，菠萝200克，盐、醋、糖各适量。

【制法】将莴笋洗净后切片，用开水烫熟，控干，再放盐稍腌片刻，入凉开水中漂洗一次，沥净水分，盛入盘内。将菠萝切成小丁盛碗内，放入糖水（糖预先用适量凉开水化开）、醋、拌匀，置冰箱内镇凉。食用时，将菠萝及糖水浇在莴笋片上即可。

【用法】佐餐食用。

【功效】清热解暑止渴，消食止泻。适用于冠心病、高血压、心脏病、肾脏病等患者。

糖醋带鱼

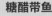

【原料】带鱼400克，葱、姜汁，食盐、白糖、醋、酱油、料酒、十三香粉、胡椒粉、鸡汤、食用植物油各适量。

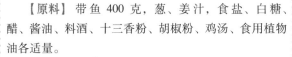

【制法】带鱼整理洗净，切成约4厘米长的段，加入食盐、料酒、葱姜汁、胡椒粉拌匀腌渍入味。锅上火倒入鸡汤，加入醋、糖、酱油烧成糖醋味卤汁，再加十三香粉搅匀待用。锅上火倒入油至6成热，投入带鱼，炸至外脆里酥后捞入糖醋卤汁中浸泡，待入味后装盘即成。

【用法】佐餐食用。

【功效】滋阴养肝，补气养血，和中开胃，泽肤润肤，消瘿瘤。适用于冠心病、高血压、动脉硬化等患者。

黄花菜鱼

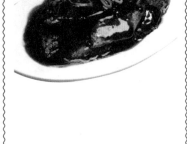

【原料】黄花鱼300克，黄花菜100克，食用植物油、葱花、盐、花椒各适量。

【制法】黄花鱼洗净切片，黄花菜泡发洗净撕开。起油锅，黄花鱼入锅煎至八成熟。黄花菜倒入锅中，加盐、花椒和适量水焖熟，撒葱花即可。

【用法】佐餐食用。

【功效】养心安神，活络心经，强筋健骨，平衡五脏。适用于冠心病患者。

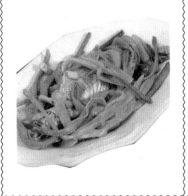

油麦菜虾仁

【原料】油麦菜 300 克，虾仁 200 克，食用植物油、蒜末、芡粉、盐各适量。

【制法】油麦菜洗净沥干，虾仁洗净，芡粉加水调稀。将油麦菜入沸水中焯至断生，捞出沥水装盘。虾仁与蒜末、芡粉、盐混合拌匀腌制 10 分钟，放入油锅翻炒至熟透，然后淋在油麦菜上，即可。

【用法】佐餐食用。

【功效】清热凉血，补气滋阴，宁神静心。适用于冠心病患者。

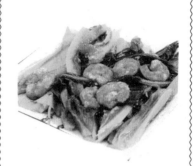

糖醋鲤鱼

【原料】活鲤鱼 1 条（约 250 克），水发木耳、笋片各少许，葱段、姜片、蒜片、料酒、食盐、白糖、酱油、醋、水淀粉、食用植物油各适量。

【制法】鲤鱼宰杀，洗净后两面剞上花刀待用。糖、醋放入小碗中，兑成糖醋汁。木耳、笋片洗净。锅上火烧热，用生姜擦锅，倒入油至 5 成热时，放入鱼小火炸至两侧刀口张开，炸透炸熟，呈金黄色时装入盘中。锅中留少许底油烧热，投入葱段、姜片、蒜片煸香，同时放入木耳、笋片、料酒、糖醋汁、水淀粉，烧成浓汁，出锅浇在炸好的鱼上即成。

【用法】佐餐食用。

【功效】止咳下气，利尿消肿。适用于冠心病、高血压、心血管疾病、肾炎水肿等患者。

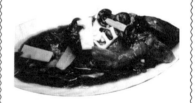

咖喱鲈鱼

【原料】鲈鱼 1 条，咖喱酱 20 克，蒜 10 克，芡粉 10 克，食用植物油、盐、花椒各适量。

【制法】鲈鱼清理干净切块，蒜捣蓉，芡粉用水稀释。锅内放油烧热，爆香蒜，倒入咖喱酱和芡粉汁，加盐、花椒煮沸。放入鱼块，中火煮熟收汁即可。

【用法】佐餐食用。

【功效】补脾健胃，活血行气，强健筋骨，安神补脑。适用于冠心病患者。

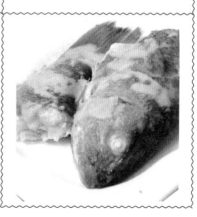

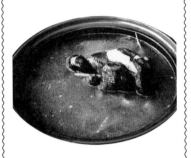

黄精乌鸡煲

【原料】野生乌骨鸡 1 只（约 1000 克），黄精 25 克，山药 10 克，葱段、姜片、盐、料酒各适量。

【制法】鸡宰杀，清洗整理干净，去尽绒毛，再用清水冲洗干净。将黄精、山药冲洗干净，切片，用水浸泡后装入鸡腹内。砂锅上火，放入适量清水，再放入乌骨鸡、葱段、姜片大火烧开，去浮沫，加入少许料酒，转小火炖至鸡肉熟烂脱骨时，加入少许盐，再继续炖片刻，出锅装碗即成。

【用法】佐餐食用。

【功效】益气养阴，降低血糖。适用于冠心病、心血管疾病、糖尿病、轻度脂肪肝、烦热口渴等患者。

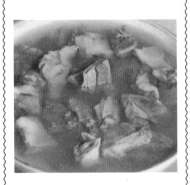

红花枸杞鸡

【原料】童子鸡 1 只（约 1000 克），红花 5 克，大蒜、橘皮各 5 克，枸杞子 15 克，盐、绍酒、生姜、葱段各适量。

【制法】童子鸡宰杀、洗净，剁成块。大蒜头去皮洗净。枸杞子、橘皮、红花分别洗净。将鸡块放入蒸盅中，放入生姜、葱段、枸杞子、橘皮、红花，加入绍酒、盐和适量清水，用保鲜膜封好，放蒸笼中蒸熟取出即可。

【用法】佐餐食用。

【功效】降脂，改善冠状动脉循环，营养心脏。适用于冠心病、高血压、高脂血症患者。

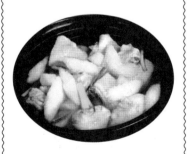

清炖冬瓜鸡

【原料】仔鸡肉 350 克，冬瓜 300 克，生姜、葱、盐、绍酒各适量。

【制法】仔鸡肉洗净，剁块，放入沸水中焯水，洗净。冬瓜去皮、瓤、籽洗净，切块待用。取砂锅 1 只，放入鸡块、生姜、葱、清水，大火烧开，撇去浮沫，烹入绍酒，改小火，炖鸡肉八成熟时，投入冬瓜块，继续炖至熟，加入调味料，调好口味，即可连锅上桌。

【用法】佐餐食用。

【功效】强身健体。适用于冠心病、糖尿病、高血压、高脂血症等患者。

菊花鸡片

【原料】鲜白菊花 50 克，鸡脯肉 250 克，鸡蛋清 1 个，姜汁、葱丝、姜丝、料酒、胡椒粉、盐、白糖、水淀粉、鲜汤、食用植物油各适量。

【制法】菊花放入 50% 盐水中浸泡 15 分钟，捞出沥水。鸡脯肉批成薄片，加入姜汁、料酒、胡椒粉、盐、白糖、蛋清、淀粉拌匀上浆待用。锅上火倒入油烧热，投入葱丝、姜丝炸香，下鸡肉片炒至变色，烹入料酒，加入少许盐、鲜汤炒至入味，撒入菊花瓣炒匀，加入调味，出锅装盘即成。

【用法】佐餐食用。

【功效】镇静祛风，补肝明目，降脂降压。适用于冠心病、高血压、动脉硬化等患者。

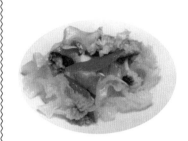

咖喱兔肉

【原料】家养或野生兔 1 只，西红柿 1 个，葱、姜汁，葱段、姜丝、干辣椒、洋葱末、大蒜泥、咖喱粉、鲜牛奶、盐、白糖、料酒、淀粉、鲜汤、食用植物油各适量。

【制法】兔肉放入淘米水中浸泡 3 小时后剁成小块。加入葱、姜汁，盐、料酒拌匀腌渍半小时。锅上火倒入油至 6 成热，兔肉块拍粉入油锅，小火炸熟，捞出沥油。锅中留底油烧热，投入葱段、姜丝、干辣椒、洋葱末、蒜泥煸炒一下，再放入咖喱粉炒香，倒入少许鲜奶和鲜汤烧开，放入炸熟的肉块，烧开收稠卤汁。

【用法】佐餐食用。

【功效】降脂。适用于冠心病、肥胖症、高血压、高血糖等患者。

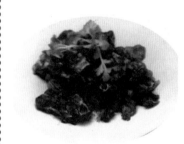

百合焖豆腐虾

【原料】虾仁 100 克，豆腐 200 克，百合 20 克，姜片、葱段、盐、食用植物油各适量。

【制法】将百合洗净后置于碗内，加入适量清水，上笼蒸熟；虾仁洗净；豆腐切块。将炒锅置旺火上，加油烧至六成热时，加入姜片、葱段爆香。加入虾仁、豆腐、百合和少许清水，加盐煮 10 分钟即成。

【用法】佐餐食用。

【功效】润肺止咳，宁心安神，防癌抗癌。适用于冠心病患者。

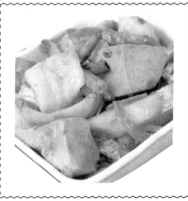

首乌肝片

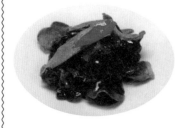

【原料】制何首乌 6 克，鲜猪肝 150 克，水发木耳 25 克，青菜叶少许，油、醋、盐、酱油各适量。

【制法】先煎取何首乌汁 20 毫升；将鲜猪肝洗净、切片，用湿淀粉抓揉一下，盛入碗中，待用；将水发木耳去杂质，洗净；青菜叶，洗净。将猪肝片放油锅中煸炒片刻，待猪肝滑散后加入何首乌汁、木耳、青菜叶、盐、酱油各适量，焖烧至猪肝熟烂即成。

【用法】佐餐食用。

【功效】补肝肾，益精血，降压。适用于冠心病、高血压、高脂血症等患者。

酸辣洋葱

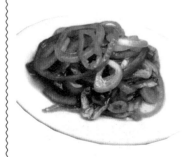

【原料】洋葱 1 个，青、红椒各 1 个，盐、醋、食用植物油各适量。

【制法】洋葱切圈。青、红椒洗净，去蒂，分别切成圈待用。锅上火倒入油烧热，投入青、红椒大火煸炒出辣味，放入洋葱快速炒制，淋入少许水，加入少许盐、醋炒匀，再加入盐调味，即可出锅装盘。

【用法】佐餐食用。

【功效】平肝，降血压，降血脂，降血糖，润肠行气，抗癌。适用于冠心病、动脉粥样硬化、高脂血症等患者。

洋葱烧牛肉

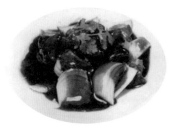

【原料】牛腩肉 500 克，洋葱 150 克，葱段、姜片、八角、料酒、酱油、盐、白糖、食用植物油各适量。

【制法】牛腩肉切块，入沸水中焯烫一下，漂洗去血水。洋葱横切成片。锅上火倒入油烧热，投入葱段、姜片、八角煸香，下牛肉块煸炒片刻，烹料酒，加清水大火烧开，转小火炖至 7 成熟，加盐、白糖、酱油烧至牛肉熟时，倒洋葱烧约 5 分钟，出锅装盘即成。

【用法】佐餐食用。

【功效】补益气血，暖腰膝，降脂，强筋骨。适用于老年人冠心病、高血压、高脂血症、动脉硬化、脑血管病、中风后偏瘫、贫血等患者。

薏米冬瓜鸡

【原料】仔鸡1只（约500克），冬瓜400克，薏苡仁50克，葱结、姜片、盐、料酒、食用植物油各适量。

【制法】仔鸡剁成块。冬瓜去皮及瓤切成片。薏苡仁洗净。砂锅添加清水，放入鸡块大火烧开，撇去浮沫，加入葱结、姜片、薏苡仁、料酒大火烧开，转小火炖至鸡肉熟时，再加入冬瓜、盐炖约8分钟，加入调味即成。

【用法】佐餐食用。

【功效】健脾利湿，美容，降糖，降脂。适用于冠心病、高脂血症、高血压等患者。

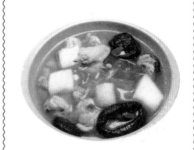

葱白冬瓜炖鲤鱼

【原料】活鲤鱼300克，冬瓜250克，葱白、姜片、料酒、盐、食用植物油各适量。

【制法】鲤鱼收拾洗净，沥干水分后两面剞上花刀。冬瓜洗净后切片，葱白切段。锅上火烧热，用生姜擦锅后倒入油烧热，放入鱼小火炸至金黄色时出锅。锅中留少许底油烧热，投入葱段、姜片煸香，烹入料酒，放入鲤鱼、冬瓜片，加入适量清水和少许盐，烧开后转小火炖至入味，出锅装汤碗即成。

【用法】佐餐食用。

【功效】健脾，利水，消肿。适用于冠心病、心脏病性水肿、肾脏病水肿、高脂血症等患者。

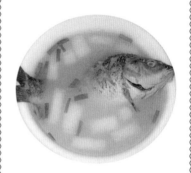

黄精烧海参

【原料】水发海参400克，黄精15克，火腿片25克，红枣6颗，青菜心、姜丝、蒜片、盐、料酒、酱油、水淀粉、鸡汤、食用植物油各适量。

【制法】海参顺长切成片，入沸水焯一下。黄精洗后切成片。红枣洗净去核。菜心洗净，焯水待用。锅上火倒入油烧热，下姜、蒜煸香，添加适量鸡汤，放入海参、火腿片、黄精、红枣、料酒、酱油、盐烧制，小火烧至海参酥软时，再下菜心，加入盐调味，勾芡后起锅装盘即成。

【用法】佐餐食用。

【功效】润肺养阴，补脾益气。适用于冠心病、高血压、高脂血症、糖尿病等患者。

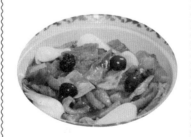

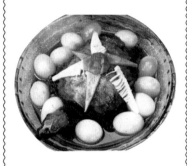

老鳖映明珠

【原料】野生甲鱼1只（约750克），鸽子蛋12只，枸杞子少许，葱段、姜片、盐、白糖、料酒、胡椒粉、鸡清汤、食用植物油各适量。

【制法】甲鱼宰杀后入入沸水中焯烫，除内脏，洗净，除甲壳外，肉剁成块。鸽子蛋煮熟，剥去外壳。将甲鱼放入深盘中，添加适量鸡清汤，加入枸杞、葱段、姜片、料酒等，入蒸笼蒸约2小时。然后将鸽子蛋排列在甲鱼的四周，再蒸约10分钟，拣去葱、姜，撒上胡椒粉即成。

【用法】佐餐食用。

【功效】滋阴降火，清热解毒。适用于冠心病患者。

胡萝卜烧羊肉

【原料】羊腩肉500克，胡萝卜200克，葱段、姜片、花椒、干辣椒丝、胡椒粉、料酒、酱油、盐、白糖、香油、食用植物油各适量。

【制法】羊腩肉切块，放入沸水焯水，捞出沥水。胡萝卜切成滚刀块。锅上火倒入油烧热，投入葱段、姜片、花椒、辣椒丝煸香，下羊肉块炒制片刻，烹入料酒、酱油，添加清水没过羊肉，大火烧开转小火炖至羊肉8成熟，放入胡萝卜、盐、白糖继续炖至肉熟烂，用调味，最后撒入胡椒粉、淋入香油即成。

【用法】佐餐食用。

【功效】降脂。适用于冠心病、高脂血症、肾阳不足且血脂偏高等患者。

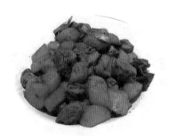

首乌黑豆炖甲鱼

【原料】活甲鱼1只（约600克），首乌30克，黑豆60克，葱段、老姜片、胡椒粉、盐、料酒、食用植物油各适量。

【制法】甲鱼处理干净，入沸水中烫去衣膜，取出整只炖煨。黑豆、首乌洗净。首乌切片。锅上火倒入油烧热，投入葱、姜煸香，放入甲鱼块煸炒片刻，烹入料酒，添加适量清水，大火烧开，撇去浮沫，转入砂锅中，加入黑豆、首乌、盐，小火炖熟，出锅装汤碗，撒入胡椒粉即成。

【用法】佐餐食用。

【功效】滋阴养肾，降血压，降血清胆固醇。适用于冠心病、高血压、高脂血症等患者。

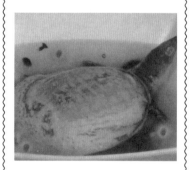

冬瓜煨草鱼

【原料】活草鱼1条（约500克），冬瓜500克，葱段、姜片、料酒、盐、白糖、醋、食用植物油各适量。

【制法】草鱼宰杀，整理清洗干净，改刀成块。冬瓜去皮、去籽，冲洗干净，切成小块。锅上火倒入油烧热，用小火将鱼块略煎至表面变色，然后烹入料酒，加入葱段、姜片、冬瓜、盐、白糖、醋和适量清水，用大火烧开，转小火炖至鱼熟，再加入调味即成。

【用法】佐餐食用。

【功效】平肝，祛风，除热，开胃，健脾，利水，消肿。适用于冠心病、肝阳上亢之头痛眼花、高血压、高血压兼食欲不振、下肢水肿、高脂血症等患者。

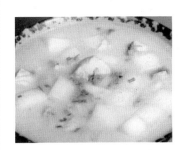

山楂荸荠糕

【原料】鲜荸荠400克，山楂糕200克，白糖适量。

【制法】将荸荠去皮处理干净，从当中挖1个小圆洞，用开水烫一下，沥水后加白糖腌渍片刻。山楂糕切成丁，塞入荸荠孔内，摆在盘中。锅上火添加少量清水烧沸，加入白糖，用小火熬成浓汁关火，晾凉后将糖汁浇在荸荠上。

【用法】佐餐食用。

【功效】健脾消食，止咳化痰，降脂降压，清肝化滞。适用于痛风合冠心病、肝火旺的高血压、高脂血症、动脉硬化等患者。

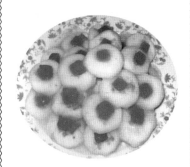

糖醋黄瓜卷

【原料】黄瓜250克，糖、香油、醋各适量。

【制法】将黄瓜洗净，切成小段后挖去中间的瓤，使其呈圆的形态，将糖醋调好，把黄瓜卷放入浸泡大约半小时，淋上香油即成。

【用法】佐餐食用。

【功效】清热解毒，利尿减肥。适用于高脂血症合并冠心病、肥胖症、高血压病、癌症等患者。

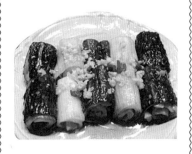

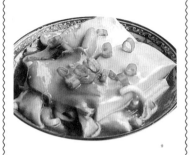

蘑菇炖豆腐

【原料】鲜蘑菇、豆腐各 100 克，盐、食用植物油各适量。

【制法】先将鲜蘑菇洗净，切成片状，用食用植物油煸炒，再加入切成小块的豆腐块和适量清水，一起煮沸，再用盐调味即成。

【用法】佐餐食用，量随意。

【功效】祛脂宁心，益寿延年。适用于冠心病、高脂血症、动脉硬化症患者。

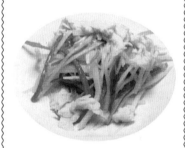

鸡蛋炒笋丝

【原料】鲜嫩春笋 100 克，鸡蛋 4 只，盐、白糖、料酒、食用植物油各适量。

【制法】春笋洗净，切丝待用。鸡蛋磕入碗中，加入盐、料酒搅匀。锅上火倒入油烧热，倒入鸡蛋液炒熟，盛入盘内待用。锅继续上火倒入油至 8 成热时，投入笋丝，同时加入盐、白糖，大火速炒片刻，放入炒好的鸡蛋炒匀，加入调味后装盘。

【用法】佐餐食用。

【功效】健脾化滞、益气健脾。适用于冠心病、高脂血症、高血压、肿瘤、营养不良、脂肪肝等患者。

莴苣木耳炒肉片

【原料】莴苣 500 克，水发黑木耳 25 克，瘦肉片 120 克，盐、黄酒、湿淀粉、鲜汤、食用植物油、葱花、生姜末各适量。

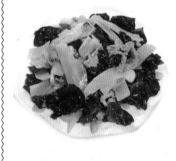

【制法】先将莴苣去皮，洗净，顺长部切成两半，再切成象眼片，用沸水烫一下，过凉水，控干水分。再将黑木耳泡发，择洗干净，撕成小片。将肉片放入盆内，加入湿淀粉、盐、上浆，放入热锅内，用温油滑开，捞出待用。再将适量食用植物油放入炒锅内，加入适量生姜末、葱花炝锅，投入莴苣片、肉片、黑木耳，翻炒几下，加入鲜汤、盐、黄酒，待烧沸时加入，用湿淀粉勾芡即成。

【用法】佐餐食用，量随意。

【功效】清热通脉，降脂养颜。适用于冠心病、高脂血症、动脉硬化症患者。

红烧腐竹

【原料】腐竹 200 克，水发玉兰片 75 克，蘑菇 50 克，姜米、盐、白糖、料酒、酱油、水淀粉、鸡汤、香油、食用植物油各适量。

【制法】腐竹泡软斜切成段，入沸水焯，沥净水。玉兰片切菱形。蘑菇批成薄片。锅上火倒入油烧热，投入姜米爆香，放入蘑菇略炒，烹入料酒，加入鸡汤烧开，下玉兰片、腐竹继续烧沸，加入酱油、盐等调味料，水淀粉勾芡，淋香油。

【用法】佐餐食用。

【功效】消脂减肥。适用于冠心病、高脂血症、高血压、肥胖症等患者。

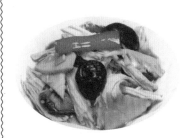

荷叶粉蒸肉

【原料】猪五花肉 500 克，鲜荷叶 2 张，绍酒、甜面酱、酱油、白糖、五香粉、葱段、姜片、香油、粉蒸料、食用植物油各适量。

【制法】猪肉切成大片，放在碗中加甜面酱、酱油、绍酒、白糖、葱段、姜片、五香粉、食用植物油拌匀，腌渍 30 分钟。将肉中的葱段、姜片拣出，拌上粉蒸料，皮朝下置碗中，葱段、姜片放在上面，上笼蒸约 3 小时到肉酥烂，去葱段、姜片。鲜荷叶用水洗净，用开水烫一下，冷水过凉后，划成长方块 10 张，平摊案板上，将肉逐一放上，滴上香油，包成 10 包装盘，上笼旺火蒸 5 分钟至透出荷叶香即成。

【用法】佐餐食用。

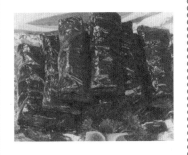

【功效】健脾养胃，升清降浊。适用于患有冠心病及高血脂的中老年患者。

鲜蘑冬瓜

【原料】蘑菇 250 克，冬瓜 350 克，清汤、葱、姜、盐、五香粉、湿淀粉各适量。

【制法】将冬瓜去皮，切成厚的冬瓜片，备用。再将新鲜蘑菇洗净，连柄切成厚片，待用。置炒锅于火上，加入清汤适量，用中火煮沸后，放入蘑菇片、冬瓜片，加入葱花、生姜末，改文火烧至冬瓜熟透，加入盐等调味料，用湿淀粉勾薄芡即成。

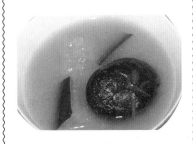

【用法】佐餐食用。

【功效】清热解毒，降浊减肥。适用于冠心病、高脂血症、动脉粥样硬化症等患者。

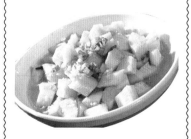

大蒜泥凉拌黄瓜块

【原料】大蒜 60 克，黄瓜 450 克，盐、白糖、香油、酱油各适量。

【制法】将黄瓜洗净，投入沸水中略焯，捞出，切去两端，顺长剖开，去掉瓜瓤，切成块。将红柿子椒洗净，切成小丁备用。再将黄瓜丁放入碗中，撒上盐，腌渍 10 分钟。再将大蒜捣成蒜蓉，用酱油调稀后，倒入小碗中，再加入盐、白糖、香油、调匀，倒在黄瓜块上，用筷子搅拌均匀，装盘即成。

【用法】佐餐食用。

【功效】祛脂减肥，防治冠心病。适用于高脂血症合并冠心病患者。

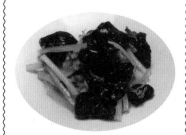

黑木耳拌芹菜

【原料】水发黑木耳 120 克，芹菜 250 克，食用植物油、盐、红糖、胡椒粉、香油各适量。

【制法】将水发黑木耳洗净，入沸水焯一下，捞出沥干。芹菜入沸水焯一下，捞出切成小段，码入菜盘，并将黑木耳铺放在芹菜段上。另取炒锅置于火上，加入适量食用植物油，烧至 6 成热时，加入少许清水，加盐、红糖、胡椒粉，倒入木耳芹菜盘中，淋入香油即成。

【用法】佐餐食用，适量。

【功效】平肝降压，润燥祛风。适用于冠心病、高脂血症、高血压病等患者。

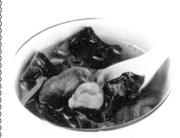

香菇烧淡菜

【原料】水发香菇片 60 克，水发淡菜 250 克，笋片 60 克，食用植物油、清汤、葱花、生姜末、料酒、盐、五香粉、湿淀粉、香油各适量。

【制法】淡菜洗净，放入碗内，加清汤适量，上笼蒸透取出。将炒锅置于火上，加食用植物油烧至 7 成热，加葱花、生姜末煸炒出香，加清汤及香菇片、笋片、淡菜，烹入料酒，中火烧煮 10 分钟，加盐、五香粉拌匀，入味后用湿淀粉勾芡，淋入香油即成。

【用法】佐餐食用，量随意。

【功效】益气健脾，补虚降脂。适用于冠心病、高脂血症患者。

芦笋炒鸡丝

【原料】芦笋 150 克，鸡脯肉 75 克，蛋清少许，姜汁、盐、料酒、白糖、水淀粉、鲜汤、食用植物油各适量。

【制法】鸡脯肉切丝，加入姜汁、白糖、盐、料酒、蛋清、水淀粉拌匀。芦笋洗净切成丝。锅上火倒入油烧至 5 成热，下鸡肉丝划油至肉丝呈乳白色时，倒入漏勺沥油。锅中留底油烧热，投入芦笋丝略煸炒，放入鲜汤烧开，再倒入过油的鸡丝炒匀，用调味即成。

【用法】佐餐食用。

【功效】降脂降压，补虚损，强筋骨，抗癌。适用于冠心病、高脂血症、高血压等患者。

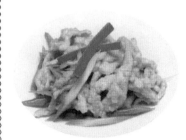

洋葱炒豆腐

【原料】洋葱 250 克，豆腐 450 克，青辣椒 50 克，花椒粉、大茴香、桂皮粉、湿淀粉、食用植物油、盐、鸡汤、黄酒、酱油、生姜各适量。

【制法】豆腐切块，炸成金黄色。将洋葱、青辣椒、生姜切条。置炒锅于火上，放油烧热，放入洋葱条、青辣椒条、大茴香、桂皮粉、生姜条、花椒粉和酱油炝锅，将炸好的豆腐块及黄酒、鸡汤入锅内焖会后放入盐、勾芡。

【用法】佐餐食用。

【功效】益气健脾，降脂降压。适用于高脂血症合并冠心病患者。

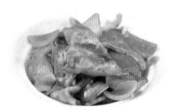

鱼香茄子

【原料】鲜嫩紫茄子 350 克，猪瘦肉 50 克，食用植物油、蒜、豆瓣酱、姜、葱、料酒、湿淀粉各适量。

【制法】将鲜嫩紫茄子洗净，去蒂后切成手指粗的条，猪肉洗净后切丝，备用。将炒锅置于火上，加入适量食用植物油烧至七成热时，加入肉丝煸炒，再加入大蒜泥，豆瓣酱炒至肉发红，倒入紫茄子条继续炒至皱皮，加入生姜丝、葱花、料酒，烧片刻，湿淀粉勾芡，淋香油。

【用法】佐餐食用，适量。

【功效】宽中活血，降压降脂。适用于高脂血症合并冠心病患者。

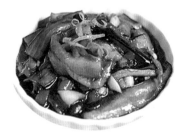

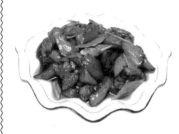

酱爆茄子

【原料】嫩茄子500克，食用植物油、生姜末、酱油、白糖、香菜、鸡汤、盐、香油各适量。

【制法】茄子切块。置炒锅于火上，放入油烧至6成热，下入茄子块炸至金黄色。在炒锅内留油少许，投入生姜末、酱油、白糖、盐、鸡汤，用文火烧入味，将汁收浓取出，晾凉后浇在茄子上，撒入少许香菜段，淋香油。

【用法】佐餐食用，每次适量。

【功效】醒脾开胃，活血降脂。适用于高脂血症合并慢性胃炎或冠心病患者。

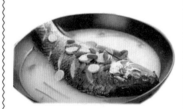

浓汁鲤鱼

【原料】鲤鱼500克。牛奶15毫升，鸡腿菇15克，枸杞子、葱、姜、食用植物油、盐、料酒、清汤、胡椒粉各适量。

【制法】鲤鱼处理干净；姜切丝；鸡腿菇切片；枸杞洗干净；葱切段。锅内加入食用植物油，下鲤鱼煎至两面稍黄，入料酒，下姜丝，注清汤，中火煮沸。焖至汤汁稍白时加鸡腿菇片、枸杞子、葱段，加盐、胡椒粉、牛奶，焖透。

【用法】佐餐食用。

【功效】补脾健胃，利水消肿。适用于冠心病、高脂血症、动脉硬化等患者。

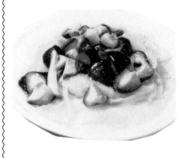

冬菇烧白菜

【原料】鲜冬菇100克，大白菜200克，蒜片、盐、白糖、鲜汤、食用植物油各适量。

【制法】冬菇整理冲洗干净，切成片待用。大白菜摘洗干净，切成段待用。锅上火放油烧热，投入蒜片煸香，下冬菇炒制片刻，添加适量鲜汤、盐、白糖，大火烧开煮约10分钟用碗盛起。净锅继续上火倒入油烧热，投入白菜翻炒至断生，下炒好的冬菇翻炒均匀，加入盐、调味，出锅装碗即成。

【用法】佐餐食用。

【功效】补益肠胃，止咳化痰，调理气机，抗癌。适用于冠心病、脂肪肝、肝炎病、脑血管病、胃炎、高血压、肿瘤、肥胖症等患者。

木耳拌芹菜

【原料】香芹菜 200 克，水发小朵黑木耳 100 克，醋、盐、白糖、鸡清汤、香油各适量。

【制法】芹菜摘洗干净，入沸水锅中焯一下，立即用冷开水激凉，挤去水分，切成长 4~5 厘米的段。木耳去蒂，漂洗干净，入沸水中焯透，沥水待用。锅上火添加少许鸡清汤烧沸，加入适量醋、盐、白糖调味，再倒入芹菜、木耳、香油，拌匀，起锅装盘即成。

【用法】佐餐食用。

【功效】清热利湿，平肝降压，降血脂，补虚抗癌，降低尿酸。适用于冠心病、高脂血症、高血压、痛风、肝经湿热型脂肪肝等患者。

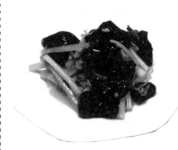

西兰花腐竹

【原料】腐竹 150 克，西兰花 150 克，盐、白糖、醋、香油各适量。

【制法】将西兰花切成小朵，冲洗干净，入沸水锅焯烫一下，用冷开水过凉，沥水待用。将腐竹用温水泡软，切成段，入沸水锅中焯烫，沥净水。将西兰花、腐竹放入大碗中，加入盐、白糖、醋、香油拌匀，然后将腐竹码放在盘子的中间，西兰花围在腐竹的周围即成。

【用法】佐餐食用。

【功效】降低血清胆固醇，去除血管壁上的胆固醇、防止血管硬化。适用于冠心病、高血压、因肥胖而引起的脂肪肝患者。

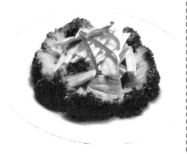

香菇炒黄花菜

【原料】鲜香菇 250 克，黄花菜 30 克，植物油、葱花、姜末、盐、料酒、胡椒粉各适量。

【制法】将黄花菜拣去杂质，用水浸泡 30 分钟，发软后沥去水。香菇去杂质，洗净沥水。炒锅置火上，加入植物油烧热，下姜末煸香，放入黄花菜、香菇炒熟，烹入料酒，调入盐、胡椒粉，拌炒均匀，撒上葱花即成。

【用法】佐餐食用。

【功效】平肝利尿，降脂，降压。适用于冠心病、脂肪肝、慢性肝炎、高血压、高脂血症、肥胖等患者。

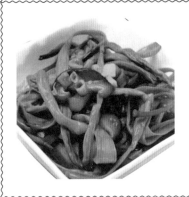

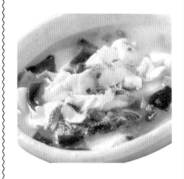

浓汤裙带菜煮鲈鱼

【原料】鲈鱼 1 条，山药 200 克，裙带菜 100 克，枸杞子、食用植物油、葱花、姜片、盐、糖各适量。

【制法】山药去皮切块；枸杞子用清水泡好；鲈鱼宰杀好，去内脏、鱼骨，切片。锅内倒入油加热，放入姜片、鱼头炒一下，放清水、山药，大火煮沸后放入裙带菜稍炖几分钟，加入盐、糖，转至小火煮熟，捞出鱼头、山药、裙带菜放碗中。将枸杞子倒入锅中，加适量清水，煮沸，放鱼肉片烫熟，倒入碗中，撒葱花。

【用法】佐餐食用。

【功效】降低血压，改善血管功能。适用于冠心病、脂肪肝、高血压、动脉硬化等患者。

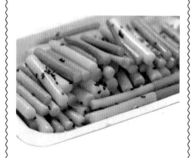

芝麻蒜薹

【原料】蒜薹 300 克，芝麻 30 克，盐、香油、辣椒油各适量。

【制法】蒜薹切成 8 厘米长的段备用。净锅置火上烧热，放入芝麻炒出香味，取出放在碗里，加上盐调匀。锅置火上，放清水和盐煮沸，倒入蒜薹氽至断生，捞出放冷水中过凉，沥干水分。把蒜薹放在大碗里，加上调好的芝麻拌均匀，码在盘内，再淋上香油和辣椒油即可。

【用法】佐餐食用。

【功效】降血脂，预防冠心病和动脉硬化，防止血栓的形成，保护肝脏，诱导肝细胞脱毒酶的活性。适用于冠心病、脂肪肝等患者。

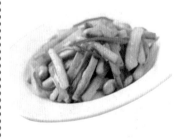

清淡西瓜皮

【原料】西瓜皮 200 克，毛豆 100 克，食用植物油、红辣椒、盐各适量。

【制法】西瓜皮削去外皮，切条；毛豆去壳，洗净；红辣椒剖开、去籽，切成细丝状。煮沸半锅水，放西瓜皮略烫，捞出，沥水，接着放毛豆，煮 3 分钟去除豆腥味，捞出，沥水。起油锅，爆炒西瓜皮 1 分钟，放入毛豆翻炒，加盐，撒红辣椒丝，大火炒 2 分钟即可。

【用法】佐餐食用。

【功效】养颜润肤、改善食欲减退与全身倦怠。适用于冠心病、脂肪肝、肥胖、高血脂、动脉粥样硬化等患者。

第四节　汤肴饮食方

汤肴是以肉类、禽蛋类、水产类以及蔬菜类原料为主体，加入一定量的中药药材，经煎煮浓缩而制成的较稠厚的汤液。

鲍鱼芦笋汤

【原料】鲍鱼 120 克，芦笋 120 克，青豆 60 克，食盐 3 克，鸡油 5 克。

【制法】先将鲍鱼发好，洗净切片；然后将芦笋择洗干净，切成小段。将炒锅放到火上，当锅烧热后，放入，再放入鲍鱼、芦笋、青豆、食盐，煮沸后再撇去浮沫，放入，淋入鸡油出锅即可。

【用法】佐餐食用。

【功效】减肥、降血脂、降血压。适用于冠心病、高脂血症患者。

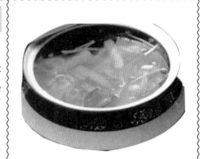

无花果海带冬瓜汤

【原料】水发海带 150 克，冬瓜 200 克，鲜无花果 10 个（或干品 50 克），葱段、姜片、盐、料酒、食用植物油各适量。

【制法】海带用清水洗净泥沙，切成条。冬瓜去皮、籽洗净，切成块。无花果冲洗干净，切成小块；若是干品则用水浸泡至软。锅上火倒入油烧热，投入葱段、姜片煸香，倒入海带丝、冬瓜略炒，再烹入料酒，投入无花果，添加适量水烧开，用小火煮约 10 分钟，加入盐调味即成。

【用法】佐餐食用。

【功效】降糖，降压，降脂。适用于冠心病、高血压、高脂血症、脂肪肝、动脉粥样硬化、癌症、肥胖症等患者。

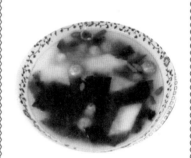

杜仲鹌鹑汤

【原料】鹌鹑 250 克，枸杞 30 克，杜仲 10 克，清汤、料酒、盐、胡椒粉、大葱段、姜片各适量。

【制法】将枸杞、杜仲分别洗净。将鹌鹑去毛、内脏、脚爪，洗净斩块，氽水后放锅内。加入清汤，加入料酒、盐、胡椒粉及姜片、葱段、枸杞、杜仲，小火慢炖至肉熟烂即可。

【用法】佐餐食用。

【功效】养心补肝，强筋健骨，益精明目。适用于冠心病患者。

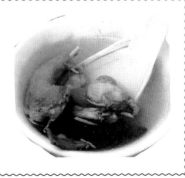

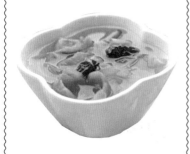

桂圆银耳汤

【原料】桂圆肉 15 克，银耳 20 克，冰糖适量。

【制法】先将银耳（又称白木耳）用温开水泡开洗净，与桂圆肉一同加水煮熟，再加适量冰糖调味。

【用法】每日 1 次，喝汤，吃银耳和桂圆肉。

【功效】补中益气，养阴生津。适用于冠心病合并高血压病患者或证属气阴两虚者。

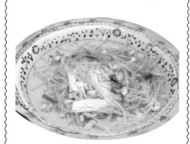

金针菇豆芽汤

【原料】黄豆芽 100 克，金针菇 50 克，葱花、姜丝、盐、香油各适量。

【制法】将黄豆芽、金针菇分别摘洗干净，沥水待用。砂锅上火添加适量开水，放入豆芽、金针菇、姜丝和盐烧沸，小火煮约 15 分钟，见汤呈白色时再加入盐调味，撒上葱花，出锅装碗，淋入香油即成。

【用法】佐餐食用。

【功效】降脂，健胃。适用于冠心病、高脂血症、脂肪肝、动脉硬化、慢性胃炎等病症的患者。

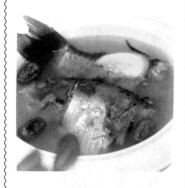

红枣鲫鱼汤

【原料】鲫鱼 500 克，红枣 30 克，冬瓜皮 30 克，姜、盐各适量。

【制法】将鲫鱼活杀，去鳞、鳃及内脏，洗净。红枣洗净，姜洗净切片，冬瓜皮洗净。把全部用料一齐放入锅内，加清水适量，旺火煮沸，转小火煮 3 小时，加盐调味即可。

【用法】佐餐食用。

【功效】安心除烦，健脾渗湿，利水消肿。适用于冠心病、脂肪肝、肝硬化腹水、营养不良性水肿属脾虚水湿内停等患者。

海参汤

【原料】海参30克，大枣10枚，冰糖适量。

【制法】先将海参洗净后放入砂锅中加入适量的水，炖烂后，加入大枣、冰糖炖15~30分钟即可。

【用法】中、晚餐分别食用。

【功效】益气养阴。适用于气阴两虚型冠心病患者。

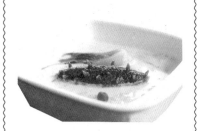

紫菜冬瓜汤

【原料】冬瓜200克，紫菜15克，虾皮少许，葱段、姜片、盐、料酒、清汤、食用植物油各适量。

【制法】冬瓜切块。紫菜、虾皮用水漂洗干净待用。锅上火倒入油烧热，投入葱段、姜片煸香，放冬瓜块略炒，加入紫菜、虾皮，烹入料酒，添加适量清汤烧开，用小火煮约10分钟，加入盐调味即成。

【用法】佐餐食用。

【功效】降糖降脂、利尿消肿。适用于冠心病、高血压、脑血栓、高脂血症等患者。

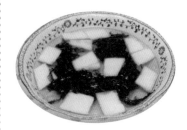

淡菜鲫鱼汤

【原料】活鲜鲫鱼1条，淡菜100克，料酒、葱、姜、鸡汤、酱油、盐各适量。

【制法】将活鲜鲫鱼宰杀，去鳞、鳃及内脏，洗净；淡菜洗净，温水泡发；葱切段，姜切片。将酱油、盐、料酒调汁，抹在鲫鱼身上，放入炖锅内。加鸡汤，放入葱段、姜片、淡菜旺火烧沸，转小火煮30分钟即可。

【用法】佐餐食用。

【功效】补肝肾，益精血，助肾阳，养心脾。适用于冠心病患者。

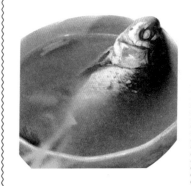

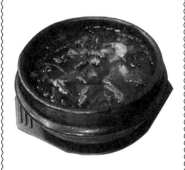

决明海带汤

【原料】决明子 30 克，海带 15 克，生莲藕 30 克。

【制法】先将决明子洗净，再和洗净的海带、生莲藕一起放入锅中，加入适量的水，煎煮至海带、生莲藕熟烂即成。

【用法】中午、晚餐分别食用。

【功效】育阴潜阳。适用于心肾阴虚型冠心病患者。

绿豆冬瓜汤

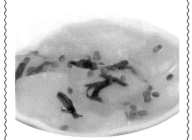

【原料】冬瓜 1000 克，绿豆 300 克，鲜汤 500 克，生姜、葱结、盐各适量。

【制法】将锅洗净上火，倒入鲜汤烧沸，撇去泡沫。生姜洗净，拍破放入锅内，葱去根须，洗净，挽成结入锅。绿豆淘洗干净后放入汤锅，中火煨煮 1 小时。冬瓜去皮、瓤，洗净，切块，投入绿豆汤锅内，煮至软而不烂，调入适量盐即成。

【用法】佐餐食用。

【功效】清热利暑，减肥润肠，降脂降压。适用于冠心病、各型脂肪肝、高脂血症、高血压病等患者。

首乌鲫鱼汤

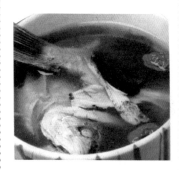

【原料】鲫鱼 400 克，何首乌 5 克，胡椒粉、盐、姜、黄酒各适量。

【制法】鲫鱼去鳞、鳃及内脏，洗净。何首乌洗净后加水 2 杯，用小火熬煮至剩 1 小杯水时，用纱布过滤，留汁待用。锅中加入清水 4 杯和姜（切片）、盐、黄酒煮沸；放入鲫鱼，煮沸后撇去浮沫，用小火焖煮 1 小时；加入何首乌汁煮片刻，撒胡椒粉即可。

【用法】佐餐食用。

【功效】保护心肌，补肝肾，养肝益气，强身健体。适用于冠心病患者。

香菇降脂汤

【原料】鲜香菇 120 克，植物油、食盐各适量。

【制法】将香菇去蒂洗净，用植物油熘炒至熟，加入适量的盐与水，煨炖煲汤。

【用法】吃香菇，喝汤，每日 1 次。

【功效】健脾益气，降低血脂。适用于冠心病、高脂血症合并动脉粥样硬化的患者。

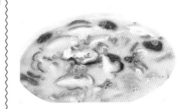

南瓜薏苡仁汤

【原料】南瓜 250 克，薏苡仁 30 克，黑木耳 50 克，盐、食用植物油各适量。

【制法】将南瓜去皮及瓤，冲洗干净，切成小块。薏苡仁冲洗干净，用水浸泡待用。黑木耳用水泡发。锅上火添加适量水，放入薏苡仁大火烧开，改用小火煨至薏苡仁要开花时，放入南瓜煮熟，再加入黑木耳，加入盐、食用植物油调味即成。

【用法】佐餐食用。

【功效】减肥消脂，降低尿酸。适用于冠心病、脂肪肝、痛风、高脂血症等患者。

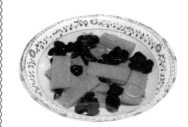

大枣枸杞鲤鱼汤

【原料】鲤鱼 450 克，大枣 10 克，枸杞 15 克，冬瓜 200 克，姜、盐各适量。

【制法】大枣、枸杞洗净；冬瓜去皮去瓤，洗净切块；姜切丝。鲤鱼宰杀，去鳞、鳃及内脏，洗净切块。锅中放入大枣、枸杞、冬瓜、姜丝和 1500 毫升水，用小火煮至冬瓜熟透，放入鱼块，转大火煮沸，至鱼块熟透，加盐调味，即可。

【用法】佐餐食用。

【功效】滋补肝肾，清热解毒，利湿退黄。适用于冠心病、脂肪肝、肾炎、肝硬化、黄疸型肝炎等患者。

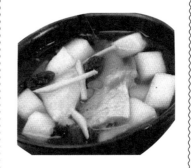

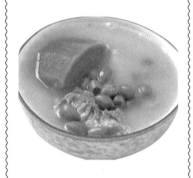

花生木瓜脊骨汤

【原料】猪脊骨 600 克，花生 200 克，木瓜 300 克，姜 10 克，猪瘦肉 100 克，盐适量。

【制法】将木瓜去皮、籽，切块；猪瘦肉、猪脊骨斩件；姜去皮。在砂锅内放适量清水煮沸，加入猪瘦肉、猪脊骨氽去血渍，倒出，用温水洗净。砂锅内放入猪瘦肉、猪脊骨、木瓜、花生、姜，加入适量清水，煲 2 小时，调入盐即可食用。

【用法】佐餐食用。

【功效】健脾消食。适用于冠心病、脂肪肝等患者。

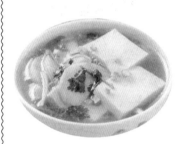

山药豆腐汤

【原料】山药 200 克，豆腐 400 克，香菜 20 克，食用植物油、酱油、香油、葱、盐各适量。

【制法】山药去皮，洗净，切成片；豆腐用沸水烫一下，再切成片；葱洗净，切花；香菜摘洗干净。锅置火上烧热，放食用植物油烧至五成热，放山药片翻炒片刻，加适量清水。待水沸后，倒入豆腐片，煮沸，加酱油、盐调味，淋香油，撒香菜即可。

【用法】佐餐食用。

【功效】清热利尿，健脾和胃，降糖降脂。适用于冠心病、心血管疾病、糖尿病伴有高胆固醇血症等患者。

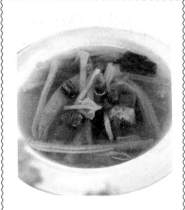

菠菜猪肝汤

【原料】菠菜 400 克，猪肝 200 克，橄榄油、葱花、蒜片、芡粉、盐各适量。

【制法】菠菜洗净沥干；猪肝洗净切片，加芡粉调和。将锅置火上，加入适量清水，放蒜片、盐、胡椒粉，猪肝下锅煮沸。菠菜入锅，煮沸后滴少许橄榄油，撒葱花起锅即可。

【用法】佐餐食用。

【功效】养肝补血，促进代谢，防止衰老，滋养心脾。适用于冠心病患者。

木瓜眉豆鲫鱼汤

【原料】鲫鱼 500 克，木瓜 300 克，眉豆 150 克，水发银耳 50 克，猪脊骨 300 克，姜 10 克，猪瘦肉 200 克，盐适量。

【制法】将木瓜去皮、籽，切件；鲫鱼剖好；将猪脊骨、猪瘦肉洗净，斩件；姜去皮。往砂锅内放适量清水煮沸，放猪脊骨、猪瘦肉、鲫鱼，余去血渍。在砂锅内放入猪脊骨、猪瘦肉、鲫鱼、姜、眉豆、木瓜、银耳，加入适量清水，小火煲 2 小时，调入盐即可。

【用法】佐餐食用。

【功效】提高免疫力。适用于冠心病、脂肪肝、小便频繁、男子遗精、女子带下病等患者。

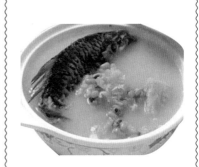

香菇冬瓜汤

【原料】鲜香菇 50 克，冬瓜 300 克。葱段、姜片、盐、料酒、鲜汤、食用植物油。

【制法】冬瓜去皮、籽洗净，切成块。香菇去蒂，洗净，改刀成片。锅上火倒入油烧热，投入葱段、姜片煸香，下香菇略煸炒，再下冬瓜翻炒几下，烹入料酒，添加适量清水和鲜汤烧开，用小火煮约 10 分钟，加入盐调味即成。

【用法】佐餐食用。

【功效】补脾益胃，益肝利水，降脂防癌。适用于冠心病、高脂血症、动脉硬化、糖尿病等患者。

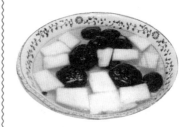

茼蒿汤

【原料】茼蒿、丝瓜、冬瓜各 100 克，瘦肉 200 克，橄榄油、葱花、蒜片、盐、胡椒粉各适量。

【制法】茼蒿洗净撕小片，丝瓜去皮切条，冬瓜去皮切块，瘦肉切片。将锅置火上，加入适量清水，蒜片入锅熬味，放入茼蒿、丝瓜、冬瓜煮 20 分钟。肉片入锅一起煮熟，最后滴上几滴橄榄油，加盐、胡椒粉，撒葱花，起锅即可。

【用法】佐餐食用。

【功效】通五脏，调气血，益心脾，和脏气。适用于冠心病患者。

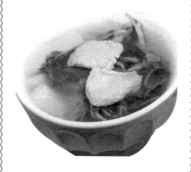

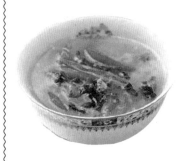

黑木耳西红柿汤

【原料】黑木耳 100 克，西红柿 200 克，鸡蛋 100 克，黄花菜 20 克，食用植物油、盐、糖、素、胡椒粉各适量。

【制法】把黑木耳、黄花菜用清水浸泡约 1 小时，洗净待用。将黑木耳剪小块；黄花菜切去硬端，再用热水浸 5 分钟，沥干水分；将西红柿洗净，切块去籽。将锅置火上，入食用植物油烧热，略翻炒西红柿，加入素和水，加入盐、糖、胡椒粉、黑木耳、黄花菜同煮至沸腾，片刻后熄火，下鸡蛋拌匀即可。

【用法】佐餐食用。

【功效】增强和改善大脑功能。适用于冠心病患者。

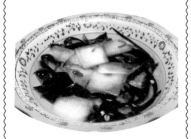

薏仁海带冬瓜汤

【原料】水发海带 100 克，冬瓜 200 克，薏苡仁 30 克，葱段、姜片、盐、白糖、料酒、食用植物油各适量。

【制法】海带用清水洗净泥沙，切成条。冬瓜去皮洗净，切成片。薏苡仁冲洗干净，用水泡发。锅上火倒入油烧热，投入葱段、姜片煸香，倒入海带略炒，烹入料酒，加入冬瓜、薏苡仁和适量清水烧开，用小火煮约 15 分钟，加入盐、白糖调味即成。

【用法】佐餐食用。

【功效】益气调肝，健脾去脂，降糖。适用于冠心病患者。

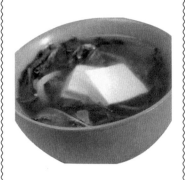

茼蒿豆腐汤

【原料】茼蒿 200 克，豆腐 300 克，盐、橄榄油各适量。

【制法】茼蒿洗净切段，豆腐切块。将锅置火上，加入适量清水煮沸。放入豆腐、茼蒿煮熟，最后滴上几滴橄榄油，加盐调味即可。

【用法】佐餐食用。

【功效】清肝养心，补益气血，补脑强志，护心脑血管。适用于冠心病患者。

菊花胡萝卜汤

【原料】胡萝卜 100 克，菊花 6 克，盐、香油、清汤各适量。

【制法】将菊花洗净；胡萝卜洗净切成片，放入盘中待用。将锅置火上，加入清汤，放入菊花、盐、胡萝卜后煮至熟。淋上香油，放盐调味即可。

【用法】佐餐食用。

【功效】疏散风热，清肝明目，清热解毒，健脾消食，润肠通便，行气化滞。适用于冠心病患者。

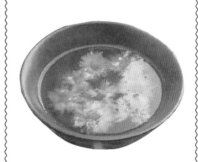

银耳百合汤

【原料】水发银耳 100 克，鲜百合 100 克，蒸熟的绿豆、盐、胡椒粉、清汤各适量。

【制法】百合去黑根掰成小瓣，洗净待用。银耳洗净，撕成小朵。将银耳放入沸水锅中焖煨约 15 分钟，再加入百合焖煮约 5 分钟，捞出沥干水分，装入汤碗中，加入蒸熟的绿豆。锅上火倒入清汤烧开，用盐调味，撒入胡椒粉，待微滚，倒入盛银耳、百合的汤碗中即成。

【用法】佐餐食用。

【功效】保肝护胃，降糖降脂。适用于冠心病、慢性胃炎、胃溃疡、病毒性肝炎、糖尿病、高脂血症、慢性咳嗽、秋燥干咳等患者。

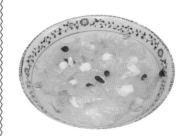

莴笋排骨汤

【原料】莴笋 300 克，排骨 200 克，姜末、蒜末、盐各适量。

【制法】莴笋去皮洗净切块，排骨剁段，汆水后洗净。起汤锅，加适量水煮沸，排骨入锅，加姜末、蒜末煮沸，中火炖 40 分钟左右。放入莴笋块，烧煮片刻，转小火继续煮 15 分钟，加盐调味即可起锅。

【用法】佐餐食用。

【功效】除心烦气热，凉血益心，利五脏。适用于冠心病患者。

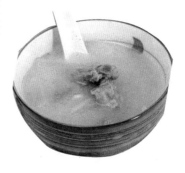

粉葛赤小豆鲮鱼汤

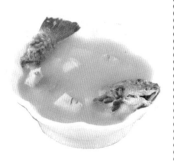

【原料】粉葛 500 克，鲮鱼 500 克，赤小豆 50 克，姜 10 克，葱 8 克，盐、食用植物油各适量。

【制法】将粉葛去皮，洗净切块，在锅中干炒一下。将赤小豆洗净，鲮鱼宰好洗净，姜切片，葱切段。烧锅下食用植物油，油烧热后，下入姜片和鲮鱼，煎至鲮鱼两面金黄，倒入瓦煲中。瓦煲内再加入粉葛、赤小豆、葱段，加入适量清水，大火煮至沸腾，改小火煲 2 小时，加盐调味即可。

【用法】佐餐食用。

【功效】利尿，解酒，解毒。适用于冠心病、心脏病、肾病、水肿等患者。

冬瓜海带排骨汤

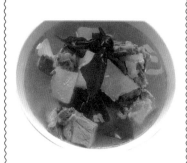

【原料】猪排骨 500 克，水发海带结 150 克，冬瓜 150 克，葱结、姜片、盐、白糖、料酒、食用植物油各适量。

【制法】猪排骨剁成小段。冬瓜切片。将排骨放入炖锅中，加适量清水煮沸，加生姜、葱、料酒煮至排骨 8 成熟时，投入海带继续煨至排骨将熟透，投入冬瓜，加盐、白糖、食用植物油，小火煨约 6 分钟，加盐调味。

【用法】佐餐食用。

【功效】益气补血，消痰散结，清热利水，降脂降压。适用于冠心病、高血压、高脂血症、动脉硬化、缺碘性甲状腺肿大及水肿等患者。

白菜肉末浓汤

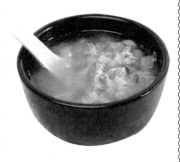

【原料】大白菜 400 克，洋葱 100 克，瘦肉 200 克，芡粉 50 克，食用植物油、蒜末、盐、胡椒粉各适量。

【制法】大白菜、洋葱洗净切碎，瘦肉剁末，芡粉加水调稀。起油锅，爆香蒜末，肉末入锅翻炒片刻，加入适量水，倒入芡粉汁调成浓汁。白菜、洋葱入锅，加盐、胡椒粉，煮熟即可。

【用法】佐餐食用。

【功效】清肝火，清心热，平阴阳。适用于冠心病患者。

黄豆粉葛鱼片汤

【原料】粉葛 500 克，鱼肉 200 克，黄豆 25 克，葱、盐各适量。

【制法】将黄豆洗净粉葛去皮洗净，切块葱去根，取葱白，切段。将鱼肉洗净，切成鱼片，待用。瓦煲内加适量清水，先用大火煮至水沸腾，然后放入粉葛、黄豆，用中火煲 2 小时。加葱白、鱼肉片和少许盐，煲至鱼片熟透即可。

【用法】佐餐食用。

【功效】健脾宽中，润燥消水，清热解毒，益气，解肌退热，生津，透疹，升阳止泻。适用于冠心病患者。

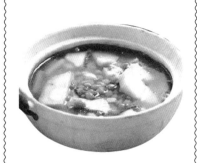

冬瓜黄花鱼汤

【原料】黄花鱼 1 条（约 250 克），冬瓜 500 克，赤小豆 80 克，葱段、姜片、料酒、盐、食用植物油各适量。

【制法】赤小豆用水浸泡后，放入锅中加清水煮熟待用。黄花鱼去鳞、去鳃、除内脏，洗净后在鱼身两侧划上几刀，切成两段或不切。冬瓜去皮及籽，冲洗干净，切成小块。锅上火倒入油烧热，用小火将鱼煎至表面上色，烹入料酒，然后添加适量清水，再加入葱段、姜片、赤小豆、冬瓜、盐，用大火烧开，转小火炖至鱼熟，再加入盐调味即成。

【用法】佐餐食用。

【功效】利水除湿，消肿解毒，平肝除热。适用于冠心病、水肿腹胀、小便不利、脂肪肝、动脉硬化、肝病、高血压等患者。

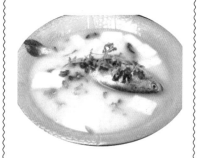

白菜鳕鱼汤

【原料】大白菜 400 克，鳕鱼 300 克，食用植物油、葱花、蒜末、盐各适量。

【制法】大白菜洗净切丝，鳕鱼清理干净切片。起油锅，爆香蒜末，加入适量水煮沸，鳕鱼下锅煮至八成熟。放入白菜丝，加盐煮沸，撒葱花，起锅即可。

【用法】佐餐食用。

【功效】养阴补血，补益心肺，平衡寒热。适用于冠心病患者。

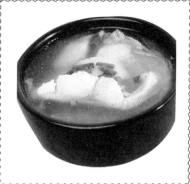

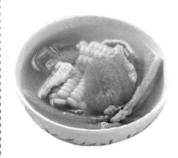

芦笋玉米西红柿汤

【原料】芦笋 200 克，玉米 150 克，猪瘦肉 50 克，西红柿 50 克，姜、盐各适量。

【制法】将芦笋洗净，切段；玉米剥去外皮，洗净，剁成段；猪瘦肉洗净，切片；西红柿洗净，切块；姜切片。锅中放适量清水煮沸，放入芦笋段、玉米段、猪瘦肉片、西红柿、姜片，煮沸后用小火煮 1 小时左右，出锅前放盐调味即可。

【用法】佐餐食用。

【功效】维持胃液的正常分泌，促进红细胞的形成，有利于保持血管壁的弹性和保护皮肤。适用于冠心病、高脂血症、动脉硬化、高血压等患者。

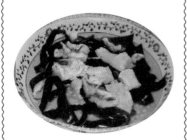

海藻瘦肉汤

【原料】水发海藻、海带各 50 克，猪瘦肉 50 克，葱花、姜丝、胡椒粉、料酒、盐、食用植物油各适量。

【制法】将海藻、海带漂洗干净，切成条。猪瘦肉洗净，切成丝。锅上火倒入油烧热，投入姜丝煸香，下肉丝略炒，再烹入料酒，放入海藻、海带，添加适量清水大火烧开，撇去浮沫，转小火煮约 15 分钟，加入盐调味，撒入葱花、胡椒粉即成。

【用法】佐餐食用。

【功效】降血压，清热祛痰。适用于冠心病、高血压、高脂血症、动脉粥样硬化等患者。

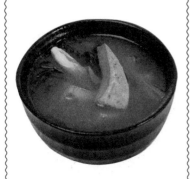

小白菜猪肝汤

【原料】小白菜 400 克，猪肝 200 克，蒜末、芡粉、盐、胡椒粉各适量。

【制法】小白菜洗净沥干水；猪肝洗净切片，加芡粉调和。将锅置火上，加入适量清水，放入蒜末、盐、胡椒粉，猪肝下锅煮沸。小白菜入锅，煮沸后起锅即可。

【用法】佐餐食用。

【功效】养肝补血，促进代谢，防止衰老，滋养心脾。适用于冠心病患者。

小白菜蛋花汤

【原料】小白菜 100 克，猪瘦肉 50 克，鸡蛋 50 克，盐、胡椒粉、香油各适量。

【制法】猪瘦肉洗净切丝，小白菜洗净切长条，鸡蛋打散。将锅置火上，锅内加清水适量，煮至沸腾，下入小白菜稍煮。下入猪瘦肉丝和盐、胡椒粉、香油煮 1 分钟，淋上打散的蛋汁即可。

【用法】佐餐食用。

【功效】通肠利胃，促进肠管蠕动。适用于冠心病患者。

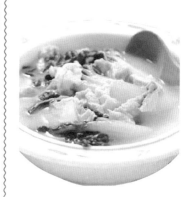

丝瓜黑木耳蛋汤

【原料】丝瓜 150 克，水发木耳 50 克，鸡蛋 1 个，素鲜汤（香菇蒂、黄豆芽等熬成的汁）适量，姜米、食盐、料酒、食用植物油各适量。

【制法】丝瓜去皮，洗净，切成滚刀块。木耳去蒂，冲洗干净。鸡蛋磕入碗中，加入少许料酒搅匀。锅上火倒入油烧热，投入姜米炸香，放入丝瓜略炒，添加适量素鲜汤，放入木耳大火烧沸，加入食盐，淋入鸡蛋液并搅匀，加入调味，盛入汤碗即成。

【用法】佐餐食用。

【功效】清热解毒，养心护脑，降低尿酸。适用于痛风合并冠心病患者。

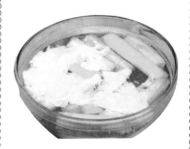

西兰花浓汤

【原料】西兰花 400 克，洋葱 200 克，玉米 100 克，芡粉 50 克，蒜末、盐、胡椒粉各适量。

【制法】西兰花洗净切小朵，洋葱切碎，玉米拨粒，芡粉加水调稀。将锅置火上，加入适量清水，放入洋葱、玉米、芡粉汁、胡椒粉、蒜末熬汁。待汤浓时，放入西兰花煮 8 分钟左右，加盐即可起锅。

【用法】佐餐食用。

【功效】通络行气，抗衰防癌，强健心肌。适用于冠心病患者。

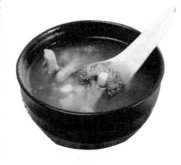

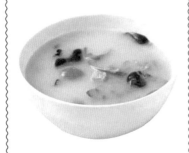

马齿苋薏米汤

【原料】马齿苋 30 克，薏米 30 克，猪瘦肉 450 克，黑木耳 15 克，蜜枣 20 克，姜、葱、盐各适量。

【制法】将马齿苋择洗干净；薏米洗净；黑木耳浸泡，洗净蜜枣洗净猪瘦肉洗净切块。锅内烧水，水开后，放入猪瘦肉煮 5 分钟，捞出洗净，然后放入瓦煲中。将马齿苋、薏米、黑木耳、蜜枣、姜、葱放入瓦煲，加入适量清水，先用大火煲至沸腾后，改用小火煲 2 小时，加盐调味即可。

【用法】佐餐食用。

【功效】清肠凉血，解毒排毒，肠燥便秘。适用于冠心病患者。

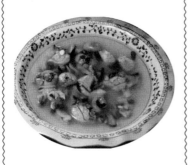

淡菜仔鹅汤

【原料】白仔鹅 1 只，淡菜 100 克，咸肉 25 克，笋干少许，葱段、姜片、料酒、食盐、食用植物油各适量。

【制法】仔鹅宰杀，整理清洗干净，剁成小块待用。淡菜冲洗干净，再用料酒略泡待用。咸肉洗净，切成片。笋干洗净，用温水浸泡。将剁好的仔鹅块、咸肉、笋干放入砂锅中，添加适量清水，用大火烧开，撇去浮沫，再加入淡菜、葱段、姜片、料酒，转小火炖至鹅肉熟透，加入食盐调味即成。

【用法】佐餐食用。

【功效】补虚益气，填精补脑，养阴生津。适用于冠心病、动脉硬化、高血压、更年期综合征、肺结核、糖尿病等患者。

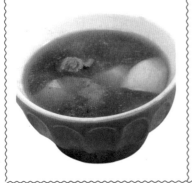

牛肉萝卜汤

【原料】白萝卜 400 克，牛肉 200 克，食用植物油、姜丝、蒜末、盐、葱花各适量。

【制法】白萝卜洗净切块，牛肉洗净切块后余水。起油锅，牛肉入锅轻炒，加入适量水，放入姜、蒜、炖 1 小时左右。放入白萝卜，加盐炖 30 分钟，撒葱花即可。

【用法】佐餐食用。

【功效】消食化滞，开胃健脾，通络活血。适用于冠心病患者。

干丝黄豆芽汤

【原料】香干 200 克，榨菜、黄豆芽各 150 克，冬笋 50 克，水发黑木耳 50 克，葱、盐、香油各适量。

【制法】将香干过水，切成细丝。黄豆芽摘去须、根，洗净，冬笋、黑木耳洗净切成细丝，葱切花。锅中放黄豆芽、香干、黑木耳丝、冬笋丝、榨菜，煮 15 分钟，放盐，撒上葱花，淋入香油即可。

【用法】佐餐食用。

【功效】健脾开胃，补气填精，增食助神。适用于冠心病患者。

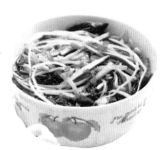

竹荪莼菜汤

【原料】水发竹荪约 60 克，莼菜 20 克，姜丝、食盐、素汤（蘑菇蒂、黄豆芽等熬成的汁）、香油、食用植物油各适量。

【制法】水发竹荪冲洗干净，切成段。莼菜洗净。锅上火倒入油烧热，放入姜丝炸香，添加适量素汤烧开，放入竹荪、莼菜继续烧开，加入食盐调味，淋入香油即成。

【用法】佐餐食用。

【功效】降脂，抗癌，清肺。适用于冠心病、高脂血症、高血压、糖尿病、单纯性肥胖症、肿瘤等患者。

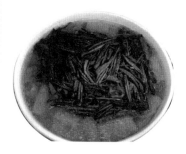

苦瓜红枣汤

【原料】苦瓜 400 克，红枣 300 克，冰糖适量。

【制法】苦瓜洗净切块，红枣去核。锅置火上，放入适量的清水，放入苦瓜块煮沸。放入红枣一起稍煮，再放入冰糖调味，即可。

【用法】佐餐食用。

【功效】养血凉血，补气益肺，通络舒心。适用于冠心病患者。

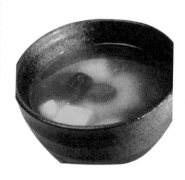

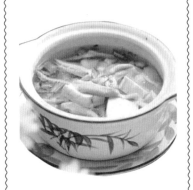

平菇豆腐汤

【原料】平菇 150 克，豆腐 150 克，油菜心 100 克。辅料：盐、香油各适量。

【制法】将平菇去蒂、洗净，切成条备用。将豆腐洗净，切小块；油菜心洗净，切成粒。将锅置火上，锅中加入清水，煮沸后放入平菇、豆腐、油菜心，煮至断生，用盐调味，淋上香油，盛入汤盆即可。

【用法】佐餐食用。

【功效】降血脂。适用于冠心病、更年期女性、肝炎、消化系统疾病、软骨病、心血管疾病等患者。

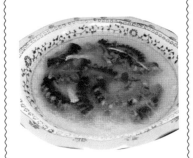

黄鳝归参汤

【原料】活黄鳝 400 克，当归 9 克，人参 10 克，枸杞 5 克，葱段、姜片、食盐、料酒、胡椒粉、鸡清汤、食用植物油各适量。

【制法】黄鳝宰杀，去骨、头、尾及内脏，洗净，鳝背上剞花刀，改刀成段。当归、人参冲洗后切成片。锅上火倒入油烧热，投入葱段、姜片煸香，下黄鳝煎制片刻，再烹入料酒，添加适量清水烧开，撇去浮沫，然后转入砂锅中，加入当归、人参、枸杞和适量鸡清汤大火烧开，转小火炖约 30 分钟，加入食盐调味，撒上胡椒粉即成。

【用法】佐餐食用。

【功效】益气和中，气血双补。适用于气血两虚型之冠心病患者。

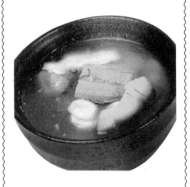

苦瓜莲子排骨汤

【原料】苦瓜 400 克，排骨 200 克，骨汤、当归、莲子、盐各适量。

【制法】苦瓜洗净切块，当归切小块，莲子洗净，排骨斩件汆水。当归、莲子、排骨放入砂锅，加入适量水煮沸熬味。掺入骨汤，放入苦瓜，小火炖 1 小时，加盐调味即可。

【用法】佐餐食用。

【功效】补气通络，养心护肝，清心消渴。适用于冠心病患者。

金针菇萝卜汤

【原料】金针菇 150 克，白萝卜 300 克，葱、盐、香油、胡椒粉各适量。

【制法】将金针菇、白萝卜洗净，金针菇切去尾部，白萝卜切丝，葱切花。将白萝卜在开水中烫 1 分钟，再放入金针菇，稍烫后捞起。将金针菇、白萝卜同放入锅中加清水煮至沸，加入盐、香油、胡椒粉调味，撒上葱花即可。

【用法】佐餐食用。

【功效】促进胃肠蠕动，增加食欲，帮助消化。适用于冠心病患者。

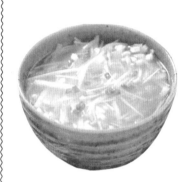

海蜇猪骨汤

【原料】海蜇头 100 克，猪骨头汤适量，姜米、葱花、食盐、香油、食用植物油各适量。

【制法】海蜇头反复漂洗，洗尽咸味和泥沙，用刀批成小块待用。锅上火倒入油烧热，投入姜米爆香，添加适量骨头汤烧开，放入海蜇头略煮，再加入食盐调味，撒入葱花，淋入香油即成。

【用法】佐餐食用。

【功效】养阴，润肠，降压。适用于冠心病、高血压、动脉粥样硬化、贫血、头晕、便秘、更年期综合征等患者。

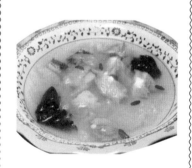

冬瓜汤

【原料】冬瓜 400 克，排骨 300 克，姜丝、蒜末、盐各适量。

【制法】冬瓜洗净切块，排骨剁段氽水。排骨入锅，加入适量水，放入姜、蒜、盐，炖 50 分钟左右。冬瓜放入锅中炖熟，起锅即可。

【用法】佐餐食用。

【功效】清火排毒，滋阴养肺，利肝舒心，养心静气。适用于冠心病患者。

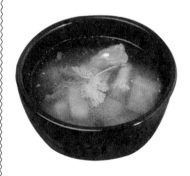

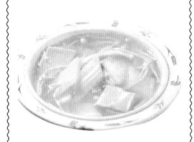

白菜豆腐金针菇汤

【原料】白菜120克，金针菇、豆腐各150克，鸡汤150毫升，葱、盐、料酒、姜汁、胡椒粉、香油各适量。

【制法】将金针菇洗净，菇盖与柄切开；豆腐切小薄块；白菜洗净，切成方小块；葱切段。锅置于火上，加入鸡汤，放入豆腐、盐、料酒、姜汁、葱段，烧沸至豆腐入味。加入白菜、金针菇菇盖和柄、胡椒粉，烧沸片刻，淋香油，放调味即可。

【用法】佐餐食用。

【功效】促进肠壁蠕动，帮助消化，防止粪便干燥，促进排便，稀释肠道毒素。适用于冠心病、高血压、糖尿病等患者。

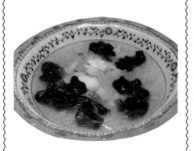

海蜇荸荠汤

【原料】海蜇皮50克，荸荠100克。

【制法】海蜇皮用温水洗一下，切成丝，再用清水浸泡3~4小时，漂去咸味后，洗净泥沙，挤干水分待用。荸荠去皮、洗净，用刀拍一下，稍斩碎。将海蜇、荸荠放入砂锅中，添加适量清水大火煮沸，改小火煨约20分钟即可。

【用法】佐餐食用。

【功效】养阴生津，清热化痰，润肠通便，滋阴润肺，解毒利尿，降低尿酸。适用于阴虚阳亢之冠心病、高血压、痛风、阴虚内热或痰热阻肺的咳嗽、口燥咽干、粪便秘结、阴虚阳亢、火热偏盛之中风等病症的患者。

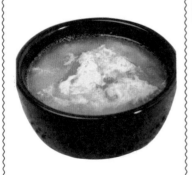

番茄蛋汤

【原料】西红柿150克，鸡蛋100克，蒜末、盐、食用植物油各适量。

【制法】西红柿洗净切块，鸡蛋磕入碗中搅匀。起油锅，爆香蒜末，放西红柿翻炒至皮软出汁，加适量的水、盐煮沸。用筷子搅拌着鸡蛋慢慢转着倒进去，再次开锅即可。

【用法】佐餐食用。

【功效】清火润肺，止咳消痰，补血养心，降脂清心。适用于冠心病患者。

栗子蜜枣汤

【原料】栗子 100 克，蜜枣 20 克，桂圆 15 克，糖适量。

【制法】将栗子去壳洗净，蜜枣去核备用。将栗子加水略煮，去其粗皮。将锅置火上，将栗子、蜜枣、桂圆放入锅中，加水，以小火煮 50 分钟，再加适量糖煮开即可。

【用法】佐餐食用。

【功效】养胃健脾，补肾强筋，活血止血。适用于冠心病患者。

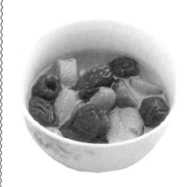

海带薏苡仁蛋汤

【原料】水发海带 100 克，薏苡仁 50 克，鸡蛋 1 只，葱花、姜米、食盐、料酒、食用植物油各适量。

【制法】海带洗净，切成丝或条状。薏苡仁冲洗干净。鸡蛋磕入碗中，加入料酒搅匀待用。将海带、薏苡仁放入锅中，添加适量水炖至熟烂，连汤备用。锅上火倒入油烧热，投入葱、姜煸香，倒入鸡蛋液炒熟，将海带、薏苡仁连同汤一起倒入锅中，烧沸后加入食盐，调味即成。

【用法】佐餐食用。

【功效】强心，利尿，活血，软坚，降脂，抗癌。适用于冠心病、高脂血症、高血压、风湿性心脏病、风湿性关节痛、肿瘤等患者。

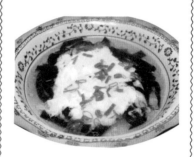

瘦肉番茄汤

【原料】西红柿 2 个，瘦肉 300 克，葱花、蒜末、盐、食用植物油、胡椒粉各适量。

【制法】西红柿洗净去皮切块，瘦肉洗净切片。起油锅，爆香蒜末，加入适量清水，肉片入锅，加盐、胡椒粉煮熟。西红柿放入锅中煮沸，撒上葱花，起锅即可。

【用法】佐餐食用。

【功效】养血美颜，通络利五脏，消食促吸收，滋养心脾。适用于冠心病患者。

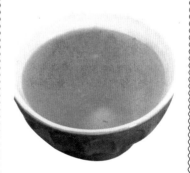

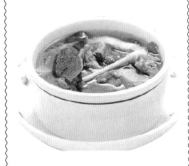

沙参玉竹甲鱼汤

【原料】甲鱼 500 克，沙参 25 克，玉竹 25 克，桂圆肉 15 克，红枣、陈皮、盐各适量。

【制法】将甲鱼斩件，沙参、玉竹、陈皮、桂圆肉和红枣分别洗干净，红枣去核。砂锅内加入适量清水，先用大火煮至沸，然后放入甲鱼、沙参、玉竹、陈皮、桂圆肉、红枣，改用中火焖煮 2 小时，加入适量盐调味即可。

【用法】佐餐食用。

【功效】清肺化痰，养阴润燥，益胃生津，润肺滋阴，养胃生津。适用于冠心病、乏力消瘦等患者。

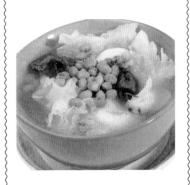

绿豆百合汤

【原料】绿豆 200 克，银耳、百合、红枣各 100 克，冰糖适量。

【制法】绿豆、银耳泡发洗净，银耳撕小朵，百合、红枣洗净。绿豆、银耳入锅，加入适量水煮至汤黏稠。放入红枣、百合中火煮 30 分钟，加适量冰糖，溶化后搅匀起锅即可。

【用法】佐餐食用。

【功效】抗衰老防癌，滋阴养颜，养心补血，宽中益气。适用于冠心病患者。

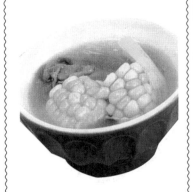

芹菜玉米鸡腿汤

【原料】玉米 200 克，鸡腿 1 个，芹菜 100 克，盐适量。

【制法】玉米洗净切块，鸡腿洗净，芹菜洗净切段。置锅于火上，加入适量清水大火煮沸，加入鸡腿煮至七成熟，去浮沫。放入玉米和芹菜一起熬煮，转小火熬熟，加盐调味即可。

【用法】佐餐食用。

【功效】清热除烦，促进消化，保护心血管。适用于冠心病患者。

薏米节瓜鳝鱼汤

【原料】鳝鱼 250 克，节瓜 500 克，薏米 60 克，芡实 30 克，香菇 15 克，姜、盐各适量。

【制法】将节瓜刮皮，洗净，切大块；姜洗净切片；香菇洗净切块；薏米、芡实洗净。将鳝鱼剖洗干净，斩段，入沸水锅中稍煮，捞起，清水过冷。将鳝鱼、节瓜、薏米、芡实、香菇、姜片入炖盅，大火煮开，再改小火炖煮 1 小时，撒盐调味即可。

【用法】佐餐食用。

【功效】利尿，消除身体积滞的水分。适用于冠心病、肾病、水肿、糖尿病等患者。

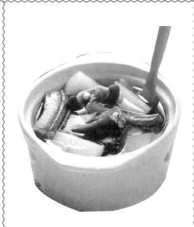

冬瓜绿豆鸡汤

【原料】绿豆 150 克，鸡肉 250 克，冬瓜 150 克，盐适量。

【制法】绿豆洗净后用清水浸泡 3 小时，鸡肉切块，冬瓜洗净切块。起汤锅，放入鸡肉，加适量水煮沸，大火熬煮半小时。放入绿豆、冬瓜一起熬煮至熟，加盐调味即可。

【用法】佐餐食用。

【功效】温中补脾，益血养心，舒心利水，减压除烦。适用于冠心病患者。

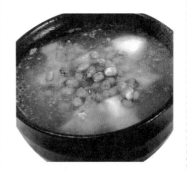

玉米绿豆汤

【原料】玉米 500 克，绿豆 100 克，冰糖适量。

【制法】玉米拨粒，绿豆洗净，用清水泡发 3 小时。置锅于火上，放入适量清水，绿豆入锅大火烧煮。待绿豆快熟时放入玉米一起熬煮，玉米熟后加入适量冰糖调味即可。

【用法】佐餐食用。

【功效】清热除烦，益肺宁心。适用于冠心病患者。

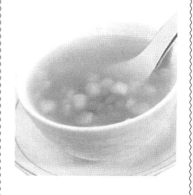

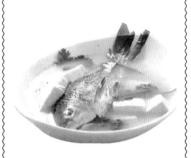

酿鲫鱼豆腐汤

【原料】鲫鱼 400 克，豆腐 200 克，猪瘦肉 50 克，食用植物油、葱、姜、蒜、香菜、盐、料酒各适量。

【制法】将猪瘦肉剁成肉末，制成猪肉馅；葱、姜、蒜分别切末。将豆腐切成骨牌块，用开水烫一下；鲫鱼宰杀洗净，两面都剞上花刀。将猪肉馅和葱末、姜末、盐、料酒拌匀，酿入鱼肚内。炒锅上加食用植物油火烧热，用葱末、姜末、蒜末炝锅，加入，汤开后放入鱼和豆腐，加适量的盐，用大火炖，鱼熟后放入盐调味，放入香菜即可。

【用法】佐餐食用。

【功效】降低人体血脂，保护血管细胞，预防心血管疾病。适用于冠心病患者。

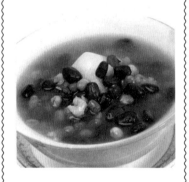

双豆冬瓜汤

【原料】红豆 100 克，绿豆 100 克，冬瓜 200 克，盐适量。

【制法】红豆、绿豆分别用清水浸泡 3 小时，冬瓜洗净切块。红豆、绿豆入锅，加水煮沸，放入冬瓜一起熬煮。煮熟后加盐调味即可。

【用法】佐餐食用。

【功效】养心护肝，通气除烦，清热解毒，健脾益胃。适用于冠心病患者。

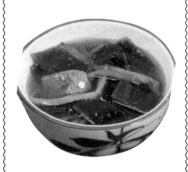

黄花菜海带汤

【原料】黄花菜 200 克，海带 200 克，排骨 200 克，姜片、盐各适量。

【制法】黄花菜泡发洗净，海带泡发切块，排骨剁段汆水。将锅置火上，加入适量清水，放入排骨煮沸，去浮沫，放入姜片；黄花菜、海带入锅，中火炖 50 分钟，加盐调味，起锅即可。

【用法】佐餐食用。

【功效】宁神静心，保护心脑血管，改善体内血液循环。适用于冠心病患者。

五色紫菜汤

【原料】紫菜 60 克，熟猪瘦肉、水发香菇、胡萝卜、水发笋干各 30 克，豌豆苗 100 克，胡椒粉、盐、香油各适量。

【制法】将胡萝卜切菱形片，熟猪瘦肉切薄片，香菇切片，紫菜泡发洗净，豌豆苗洗净。将豌豆苗在沸水锅中汆一下，捞起放入汤碗，紫菜摆在豌豆苗上。热锅倒入，放熟猪瘦肉片、水发笋干、水发香菇、胡萝卜片，稍煮片刻，放盐、胡椒粉调味，淋上香油，倒入盛有紫菜和豌豆苗的汤碗中即可。

【用法】佐餐食用。

【功效】利尿，止泻，消肿，镇痛，助消化。适用于冠心病、心血管病等患者。

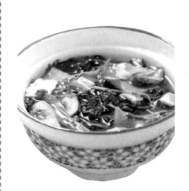

银耳莲子汤

【原料】莲子 100 克，银耳 200 克，冰糖适量。

【制法】莲子洗净，银耳泡发撕小朵。莲子、银耳一同入锅，加入适量水煮至黏稠。加入冰糖搅拌，起锅即可。

【用法】佐餐食用。

【功效】清心醒脾，养心安神，补中健脾，益肾固精。适用于冠心病患者。

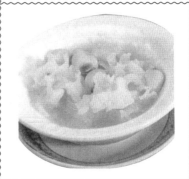

黄花菜猪肝汤

【原料】黄花菜 20 克，猪肝 100 克，鲜汤、香菜、盐各适量。

【制法】黄花菜泡发洗净，猪肝洗净切片，香菜洗净切小段。锅内加鲜汤煮沸，投入猪肝，稍沸时加入黄花菜煮沸。加入盐、香菜即成。

【用法】佐餐食用。

【功效】清热利尿，养血明目，宁心安神。适用于冠心病患者。

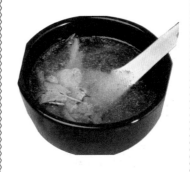

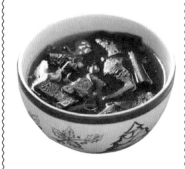

山楂橘皮海带汤

【原料】海带 60 克，山楂 30 克，橘皮 30 克，葱、盐各适量。

【制法】将海带用清水泡发，洗净切块；山楂、橘皮洗净备用；葱切花。将锅置火上，锅中入清水，放海带、山楂、橘皮一起煮 20 分钟，加盐调味，撒上葱花即可。

【用法】佐餐食用。

【功效】软坚化痰，祛湿止痒，清热行水。适用于冠心病患者。

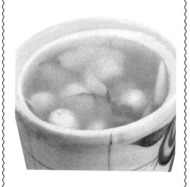

莲子百合汤

【原料】莲子 100 克，百合 50 克，冰糖适量。

【制法】莲子、百合洗净，沥干水。架汤锅，莲子入锅，加入适量水，煮 1 小时左右。放入百合，加冰糖煮熟即可。

【用法】佐餐食用。

【功效】滋阴养颜，补血生肌，调心安神，润肺疏气。适用于冠心病患者。

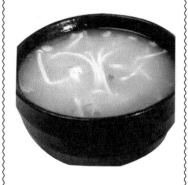

金针菇黄瓜汤

【原料】金针菇 200 克，黄瓜 100 克，食用植物油、盐适量。

【制法】金针菇洗净去根，黄瓜洗净切块。将锅置火上，加入适量清水，黄瓜入锅煮 5 分钟左右。放入金针菇煮熟，淋少许热油，加盐调味即可。

【用法】佐餐食用。

【功效】补充体力，益智降脂，防治心脑血管疾病。适用于冠心病患者。

苦瓜木棉牛肉汤

【原料】苦瓜 500 克，牛肉 300 克，木棉花 30 克，盐适量。

【制法】将苦瓜洗净，切片；木棉花、牛肉分别洗干净，牛肉切片。将锅置火上，锅内加水煮沸，投入苦瓜片、牛肉片，余水，捞起。瓦锅内放入适量清水，先用大火煮沸，再放入苦瓜片、木棉花，改用中火炖 45 分钟，加入牛肉和适量盐炖 30 分钟即可。

【用法】佐餐食用。

【功效】降血糖。适用于冠心病、糖尿病等患者。

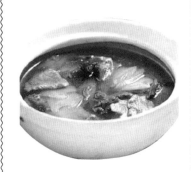

香辣牛肉汤

【原料】牛肉 300 克，鹌鹑蛋 5 个，豆腐 200 克，食用植物油、蒜末、盐、胡椒粉各适量。

【制法】牛肉洗净切成小块，鹌鹑蛋煮熟去壳，豆腐入油锅炸至金黄色。起油锅，爆香蒜末，下牛肉炒熟。加入适量的清水煮沸，放入豆腐、鹌鹑蛋一起煲煮至熟，加盐、胡椒粉调味即可。

【用法】佐餐食用。

【功效】调血益气，益脾和胃，强筋健骨，养心。适用于冠心病患者。

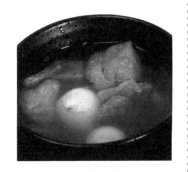

豆腐菌汤

【原料】金针菇 200 克，豆腐 200 克，食用植物油、葱花、蒜末、盐、胡椒粉各适量。

【制法】金针菇洗净去根，豆腐切块。起油锅，爆香蒜末，金针菇入锅翻炒。加入适量水，放入豆腐，加盐、胡椒粉煮熟，撒葱花，起锅即可。

【用法】佐餐食用。

【功效】消除体内毒素，促进新陈代谢，凉血护心，活化心肌。适用于冠心病患者。

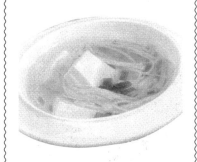

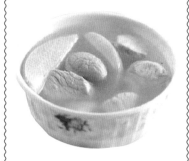

橄榄梨子瘦肉汤

【原料】猪瘦肉 100 克，橄榄 15 克，梨子 50 克，蜜枣 5 克，姜片、盐各适量。

【制法】将猪瘦肉洗净，切块；橄榄、蜜枣洗净；梨子洗净，切块。砂锅内放适量清水煮沸，放入猪瘦肉，汆去血渍，捞出洗净。将猪瘦肉、橄榄、梨子、蜜枣、姜片放入砂锅内，加入适量清水，小火煲 1 小时，下盐、调味即可。

【用法】佐餐食用。

【功效】清热，利咽喉，解酒毒。适用于冠心病、咽喉肿痛、声音嘶哑、烦热口渴、痰多咳嗽、干咳无痰等肺胃热盛等患者。

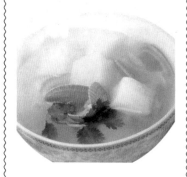

萝卜蛤蜊汤

【原料】蛤蜊 120 克，香菜 10 克，白萝卜 60 克，盐适量。

【制法】白萝卜洗净，切块；香菜洗净切段。蛤蜊泡于盐水中，待吐沙后洗净。蛤蜊、白萝卜一齐放入瓦锅内，加清水适量，小火煮 1 小时，放入香菜，再煮沸约 10 秒钟，加盐调味即可。

【用法】佐餐食用。

【功效】安心养神，养肝明目，清热止渴。适用于冠心病患者。

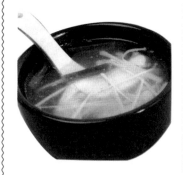

金针菇鱼汤

【原料】金针菇 300 克，鳕鱼 200 克，葱段、姜丝、食用植物油、盐各适量。

【制法】金针菇洗净去根，鳕鱼切片。将锅置火上，加入适量清水，放姜丝大火煮沸，鳕鱼入锅转中火。放入金针菇，加盐，煮 10 分钟，淋热油，撒上葱段，起锅即可。

【用法】佐餐食用。

【功效】温胃补虚，补中益气，益心活血，降压降脂，清除火气。适用于冠心病患者。

胡萝卜鲜橙汤

【原料】胡萝卜 500 克，西红柿 100 克，蔬菜汤 1000 毫升，橙子 200 克，香草、盐、胡椒粉各适量。

【制法】将胡萝卜洗净，去皮，切片；橙子去皮榨汁，取橙汁待用。将西红柿洗净，切块，与蔬菜汤、橙汁、胡萝卜一同放入煮至沸腾。加入香草、盐、胡椒粉，再用小火煮 20 分钟左右至胡萝卜软烂，盛出，冷却即可。

【用法】佐餐食用。

【功效】降脂，降压。适用冠心病患者。

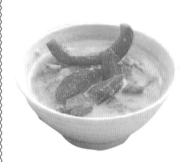

苦瓜蛤蜊汤

【原料】苦瓜 100 克，蛤蜊 50 克，芝麻油、盐、葱、胡椒粉、姜各适量。

【制法】将苦瓜去瓤，洗净切块，葱切段，姜去皮切块。蛤蜊泡于盐水中，待吐沙后洗净。锅内添水，放入苦瓜块、蛤蜊、盐、葱段、姜块烧开煮熟，撒胡椒粉，淋芝麻油即可。

【用法】佐餐食用。

【功效】滋阴润燥，软坚散结，滋润五脏。适用于冠心病患者。

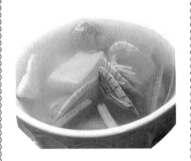

冬菇鸡汤

【原料】冬菇 300 克，洋葱 100 克，鸡肉 200 克，鲜牛奶 200 毫升，蒜末、芡粉、食用植物油、盐、胡椒粉各适量。

【制法】冬菇、洋葱洗净切碎，鸡肉切丁，芡粉用水调和。起油锅，爆香蒜末，放入冬菇、洋葱翻炒出味。倒入牛奶，煮沸后，放入鸡丁，倒入芡粉水，放盐、胡椒粉搅匀，待鸡丁熟后起锅即可。

【用法】佐餐食用。

【功效】清润排毒，养心，生肌，益血，悦神健脑。适用于冠心病患者。

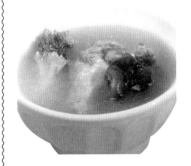

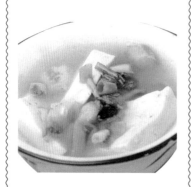

牡蛎豆腐汤

【原料】牡蛎 200 克，豆腐 300 克，姜、蒜共 20 克，食用植物油、盐、花椒各适量。

【制法】牡蛎洗净去壳，豆腐切块，姜切丝，蒜切末。起油锅烧热，爆香姜、蒜，牡蛎入锅翻炒变色后加水煮沸。放入豆腐，加盐、花椒煮沸 3 分钟，起锅即可。

【用法】佐餐食用。

【功效】除烦润燥，补血凉血，保护血管。适用于冠心病患者。

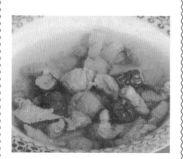

灵芝瘦肉汤

【原料】猪瘦肉 250 克，灵芝 30 克，红枣 5 枚，盐、绍酒、生姜、鲜汤各适量。

【制法】猪瘦肉洗净，切块，焯水待用。灵芝刮去杂质洗净，切成小块。红枣去核，洗净。把全部原料放入砂锅中，加入鲜汤，大火烧沸，撇去浮沫，改小火炖2~3 小时，调味即可。

【用法】佐餐食用。

【功效】补气安神、止咳平喘。适用于冠心病、气血不足型高血脂、慢性肝炎、神经衰弱等患者。

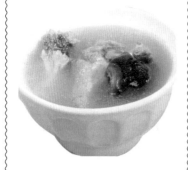

冬菇西兰花鸡汤

【原料】冬菇 100 克，鸡腿 1 个，西兰花 200 克，盐、鲜汤各适量。

【制法】冬菇洗净切块，鸡腿洗净剁小块，西兰花洗净切小朵。架锅于火上，放入适量鲜汤，放入冬菇、鸡腿煮沸片刻。放入西兰花一起煮熟，起锅前加入适量盐调味即可。

【用法】佐餐食用。

【功效】开隔消痰，疏肝强肾，强心益智，增强免疫力。适用于冠心病患者。

豆腐鱼汤

【原料】三文鱼 200 克，豆腐 300 克，蒜 20 克，盐、胡椒粉各适量。

【制法】三文鱼洗净切片，豆腐切块，蒜切片。锅中加水煮沸，三文鱼入锅，加蒜片、盐、胡椒粉熬香。放入豆腐，煮 5 分钟左右，起锅即可。

【用法】佐餐食用。

【功效】清心醒脑，益智提神，防止衰老，抗癌防癌。适用于冠心病患者。

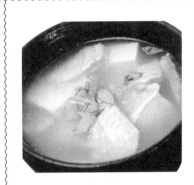

赤豆草鱼汤

【原料】草鱼 300 克，冬瓜 200 克，赤豆 50 克，姜片 8 克，盐 5 克，食用植物油适量。

【制法】将冬瓜洗净，切块；赤豆洗净；将草鱼去鳞、腮、内脏，洗净，剁块。往烧锅下食用植物油烧热，放入草鱼块煎至两面金黄色，再铲出沥油。将赤豆、冬瓜、草鱼、姜片一起放入砂锅内，加入适量清水，中火煲 40 分钟，加盐、调味即可。

【用法】佐餐食用。

【功效】降脂消肿。适用于冠心病、脂肪肝、肾病、水肿、脚气病、动脉硬化、肥胖等患者。

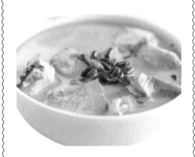

紫菜鱼汤

【原料】紫菜 400 克，鱼肉 100 克，食用植物油、蒜末、盐、酱油各适量。

【制法】紫菜泡发，沥干水后切碎；鱼肉洗净切片。起油锅，爆香蒜末，爆炒鱼肉，滴入少量酱油。加入适量清水煮沸，紫菜入锅煮熟，加适量盐调味，起锅即可。

【用法】佐餐食用。

【功效】开胃健脾，滋补身体，养阴益血，养心。适用于冠心病患者。

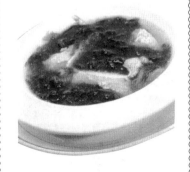

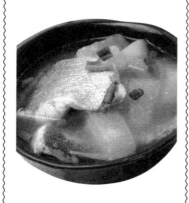

黄花鱼冬瓜汤

【原料】黄花鱼 1 条，冬瓜 300 克，葱、蒜共 20 克，食用植物油、盐、胡椒粉各适量。

【制法】黄花鱼清理干净切块，冬瓜去皮洗净切块，蒜拍碎，葱切成小段。锅内放油烧热，爆香蒜，加水，加盐、胡椒粉煮沸，放入黄花鱼块。中火煮 20 分钟，倒入冬瓜同煮至熟，撒上葱花即可。

【用法】佐餐食用。

【功效】补血益气，养肾生精。适用于冠心病患者。

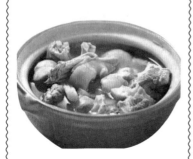

党参栗子兔肉汤

【原料】板栗 300 克，兔肉 500 克，党参 30 克，姜、盐各适量。

【制法】将党参洗净，切段；板栗去壳，去皮，洗净；兔肉洗净，沥水，斩成块；姜去皮，切片。将党参、板栗、兔肉、姜片放入砂锅内，加适量清水煮沸，转小火煲 1 小时，加盐调味即可。

【用法】佐餐食用。

【功效】降脂，降压，抗衰老、延年益寿。适用于冠心病、脂肪肝、高血压病、动脉硬化、骨质疏松等患者。

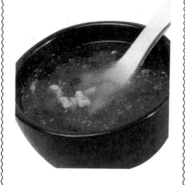

紫菜肉末汤

【原料】紫菜 400 克，猪肉 100 克，食用植物油、蒜末、盐、酱油各适量。

【制法】紫菜泡发，沥干水后切碎；猪肉洗净剁末。起油锅，爆香蒜末，爆炒肉末，滴入少量酱油炒匀。加入适量清水煮沸，紫菜入锅煮熟，加适量盐调味，起锅即可。

【用法】佐餐食用。

【功效】增强免疫力，促进吸收，强心凉血。适用于冠心病患者。

甲鱼养心汤

【原料】甲鱼 1 只，生地黄 15 克，知母、百部、地骨皮、葱、姜、盐各适量。

【制法】甲鱼去内脏洗净剁块；生地黄、知母、百部、地骨皮洗净，用纱布包起；葱切段，姜切片。砂锅内加适量水，放入甲鱼、葱、姜及纱布包大火煮沸，改小火炖至肉熟。加盐调味即可。

【用法】佐餐食用。

【功效】滋阴养心，清热去火，利湿润燥。适用于冠心病患者。

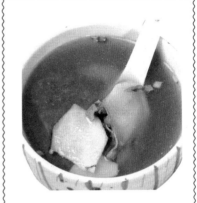

甲鱼菇汤

【原料】甲鱼 500 克，香菇（鲜）100 克，鲜汤、姜、大葱、料酒、盐、胡椒粉各适量。

【制法】甲鱼宰杀，在放有姜、葱、料酒的沸水锅内氽去血水，去掉表面的粗皮及内脏，用清水洗干净后待用。香菇清洗干净。甲鱼放入鲜汤锅内，用大火烧煮至汤呈乳白色时，改用小火炖至甲鱼软糯；再放入香菇，加盐、胡椒粉继续煮熟即可。

【用法】佐餐食用。

【功效】养心安神，清热养阴，平肝熄风。适用于冠心病患者。

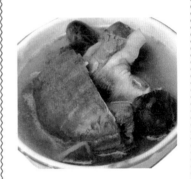

豆腐鳕鱼汤

【原料】豆腐 300 克，鳕鱼 200 克，葱段、姜丝、盐、橄榄油各适量。

【制法】豆腐洗净切成厚片，鳕鱼切片。将锅置火上，加入适量清水，放姜丝大火煮沸，鳕鱼入锅转中火。放入豆腐，加盐，中火煮 10 分钟，撒上葱段，滴上几滴橄榄油，起锅即可。

【用法】佐餐食用。

【功效】健脾养胃，养心护心。适用于冠心病患者。

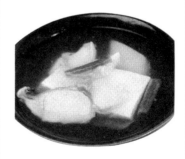

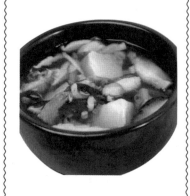

豆腐菇丝汤

【原料】豆腐 300 克，冬菇 200 克，瘦肉 100 克，食用植物油、姜丝、蒜末、盐、胡椒粉各适量。

【制法】豆腐洗净切块，冬菇洗净切丝，瘦肉切片。起油锅，爆香姜、蒜，加入适量水，冬菇入锅煮 15 分钟左右。豆腐、瘦肉入锅，加盐、胡椒粉煮熟，起锅即可。

【用法】佐餐食用。

【功效】健体强志，养心护肝，开胃消食。适用于冠心病患者。

第五节　药茶饮食方

茶饮包括药茶及药饮。药茶是指用茶及中药药材按一定比例制成的供饮用的液体。茶方有的含有茶叶，有的不含茶叶，也有的中药药材是经晒干、粉碎制成的粗末制品。药饮是将中药药材或者食品经浸泡或压榨，煎煮，提取分离而制成的有效成分含量比较高的饮用液体。药膳茶饮不同于其他药膳食品，其基本原料是中药或者茶叶，而食品仅占很小的比例。

丹参茶

【原料】丹参 30 克，绿茶 3 克。

【制法】先将丹参制成粗末，与茶叶一同放入茶杯中，用沸水冲泡 15 分钟后即可饮用。

【用法】每日 1 剂，不拘时饮服。

【功效】活血化瘀，镇痛除烦。适用于冠心病、心绞痛、高脂血症患者。

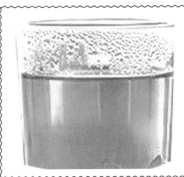

胡萝卜百合糖水

【原料】胡萝卜 400 克，百合、糖各适量。

【制法】将胡萝卜洗净去皮，切片。将百合洗净后用清水泡软。将锅置火上，加入清水，入胡萝卜、百合同煮至沸。下糖继续煮至糖完全溶化即可。

【用法】代茶饮用。

【功效】营养滋补。适用于冠心病、食欲减退、皮肤粗糙等患者。

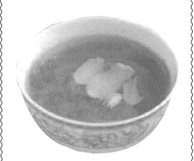

银杏叶茶

【原料】银杏叶 6 克。

【制法】先将银杏叶洗净，切成细丝，置于茶杯中，用沸水冲泡，加盖闷 15 分钟即可。

【用法】每日 1 剂，代茶饮用。

【功效】滋阴平肝，扩张冠状动脉。适用于心肾阴虚型冠心病患者。

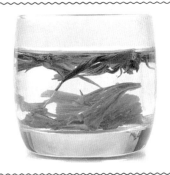

丹参山楂茶

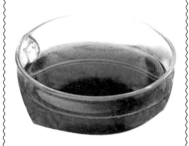

【原料】丹参15克，山楂20克，麦冬15克，茶叶6克。

【制法】将上述各种原料置于一个大杯中，用沸水浸泡，闷半小时后，即可饮用。

【用法】代茶频饮，每日1剂。

【功效】活血化瘀。适用于冠心病合并高血压的患者。

罗汉果红枣莲藕糖水

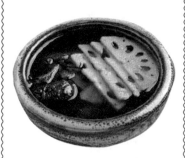

【原料】莲藕300克，红枣40克，罗汉果30克，糖适量。

【制法】将莲藕洗净削皮，切薄片；罗汉果洗净，取肉；红枣用清水浸泡，去核待用。将水和糖放入锅中煮至沸腾后，放罗汉果和红枣用小火煮20分钟。将莲藕片放入煮15分钟即可。

【用法】代茶饮用。

【功效】降低血脂，减少脂肪在血管内的沉积。适用于冠心病、高血脂、动脉粥样硬化等患者。

草莓果汁饮

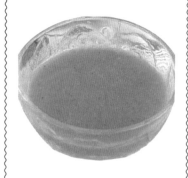

【原料】草莓100克，酸奶40毫升，柠檬30克，冰片、糖各适量。

【制法】将草莓洗净，柠檬去皮，放入榨汁机榨成果汁。将果汁倒出与酸奶混合，再加入杯中。放入冰片、适量的糖即可。

【用法】代茶饮用。

【功效】清热解毒，活肤洁肤。适用于冠心病患者。

枸杞菊花茶

【原料】枸杞子 30 克，白菊花 10 克。

【制法】将上述用料放入瓷杯中，用沸水冲泡，加盖闷 15 分钟即可。

【用法】每日 1 剂，代茶饮用，可连续冲泡 3～5 次。

【功效】滋阴平肝，降脂降压。适用于心肾阴虚型冠心病患者。

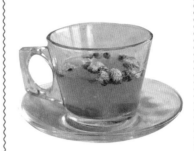

桂花山药莲藕糖水

【原料】山药 200 克，莲藕 150 克，桂花 10 克，糖适量。

【制法】将莲藕和山药都分别去皮洗净，切成片。把莲藕片、山药片、桂花放入锅内加水煮 20 分钟。往锅里加糖搅匀，煮至糖完全溶化即可。

【用法】代茶饮用。

【功效】化痰，止咳，平喘，健脾补肺，益胃补肾，固肾益精，聪耳明目，助五脏，强筋骨，长志安神，延年益寿。适用于冠心病患者。

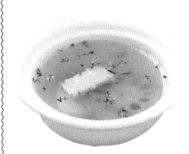

草莓生菜汁饮

【原料】草莓 200 克，生菜 100 克，柠檬 100 克，冰块适量。

【制法】将草莓去蒂洗净，切成粒；生菜洗净，卷成卷。将柠檬连皮分切四块，并去核。取榨汁机，先放入冰块，再放草莓粒、柠檬块、生菜卷。开机榨汁，打匀即可。

【用法】代茶饮用。

【功效】镇痛催眠，降低胆固醇。适用于冠心病、神经衰弱等患者。

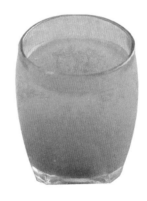

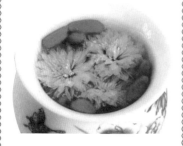

枸杞菊楂茶

【原料】枸杞子 20 克，野菊花 12 克，山楂 30 克，茶叶 3 克。

【制法】先将上述用料一同放入茶杯中，用沸水冲泡 15 分钟后即可饮用。

【用法】每日饮 2~3 次。

【功效】清肝明目，活血降脂。适用于冠心病合并高脂血症患者。

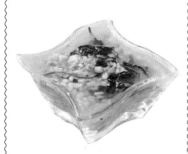

蒲公英绿豆糖水

【原料】蒲公英 30 克，绿豆 80 克，大米 20 克，糖 100 克。

【制法】将蒲公英用温水浸泡 30 分钟，洗净并滤去水分；绿豆和大米洗净，去除杂质。将大米和绿豆放入锅中，加水煮 30 分钟，捞起豆壳。往锅中加蒲公英，用大火煮 30 分钟，放入糖拌匀即可。

【用法】代茶饮用。

【功效】清热解毒，散结消肿，除湿利尿。适用于冠心病、肠痈诸疮肿毒、痄腮、瘰疬、风火赤眼、咽肿喉蛾、胃脘疼痛、泄泻痢疾、黄疸、小便淋痛、噎膈癌肿、蛇虫咬伤等患者。

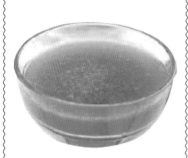

橘子山楂汁饮

【原料】橘子 250 克，山楂 100 克，糖适量。

【制法】将橘子剥皮去络，榨汁；山楂洗净。将山楂入沸水锅中煮烂取汁。将糖、橘子汁倒入山楂汁中，搅拌均匀即可。

【用法】代茶饮用。

【功效】美容抗衰老，消除疲劳，消食健胃，活血化瘀。适用于冠心病患者。

何首乌茶

【原料】何首乌6克，茶叶3克。

【制法】先将何首乌切成薄片，置于茶杯中，加入沸水后，盖上茶杯盖，焖10分钟即成。

【用法】每日1剂，代茶饮用。

【功效】滋补肝肾，养血祛风。适用于冠心病合并高脂血症患者。

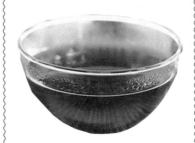

甘薯姜汁糖水

【原料】甘薯500克，糖150克，姜适量。

【制法】将甘薯去皮洗净，切块；姜洗净去皮，切块。将锅置火上，倒入清水煮至沸腾，加入甘薯、姜沸煮5分钟。加糖煮至糖完全溶化即可。

【用法】代茶饮用。

【功效】抗衰老，除老年斑。适用于冠心病、肠胃消化不佳等患者。

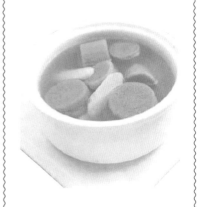

葡萄柠檬汁饮

【原料】葡萄150克，柠檬60克，蜂蜜、凉开水各适量。

【制法】将葡萄洗净，碾果肉，去籽；柠檬连皮对切为四份。取榨汁机，放入葡萄肉、柠檬片、凉开水。开机，压榨成汁，倒进杯中，加蜂蜜搅拌均匀即可。

【用法】代茶饮用。

【功效】降低人体血清胆固醇水平，降低血小板的聚集，排毒，促消化。适用于冠心病患者。

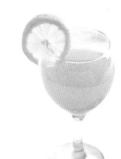

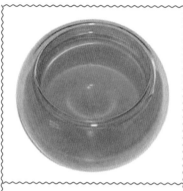

灵芝丹参茶

【原料】灵芝草 10 克，丹参 30 克，茶叶 3 克。

【制法】先将灵芝研成粗末，与丹参和茶叶一同放入保温杯中，冲入沸水，加盖焖 30 分钟。

【用法】代茶频饮，每日 1 剂。

【功效】养心安神，补虚活血。适用于冠心病患者。

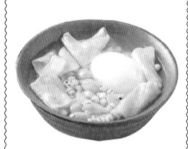

腐竹白果薏米糖水

【原料】干腐竹、白果各 75 克，鸡蛋 100 克，薏米 38 克，糖适量。

【制法】将薏米洗净，沥水；腐竹用清水浸泡至软。将鸡蛋煮熟，去壳；白果去壳后浸泡，撕衣去心。将锅置火上，倒入清水，放白果、薏米煮 30 分钟，加腐竹、糖，煮至糖溶化，放去壳的熟鸡蛋即可。

【用法】代茶饮用。

【功效】消炎，促消化。适用于冠心病、慢性肠炎、消化不良等患者。

猕猴桃圆白菜汁饮

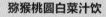

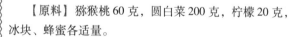

【原料】猕猴桃 60 克，圆白菜 200 克，柠檬 20 克，冰块、蜂蜜各适量。

【制法】将圆白菜叶洗净，切小块，余水捞出，加少许冷开水放入果汁机搅拌成汁。将猕猴桃、柠檬分别去皮，切小块，与蜂蜜、冰块一起放入圆白菜汁中。再开机搅拌，打匀即可。

【用法】代茶饮用。

【功效】促进肠胃蠕动，帮助人体消化。适用于冠心病患者。

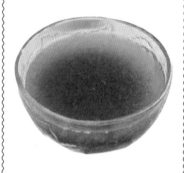

灵芝蜂蜜茶

【原料】灵芝 10 克，蜂蜜 20 克。

【制法】先将灵芝研为粗末，放到保温杯中，冲入沸水 300 毫升，加盖闷 10～30 分钟，再加入蜂蜜即可。

【用法】每日 1 剂，代茶饮用。

【功效】温补心阳，养心安神。适用于阳气虚衰型冠心病患者。

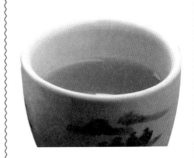

栗子莲藕糖水

【原料】莲藕 750 克，栗子 500 克，葡萄干 25 克，糖 25 克，葱适量。

【制法】将莲藕表面洗净，皮用刀背刮去薄膜后，切薄片，藕节须切除。将栗子去壳、去膜后备用；葱切花。将莲藕片、栗子与水一起放入锅内，置火上加热至沸后，改中火煮 15 分钟，加盖后熄火，锅内再放入焖烧锅焖约 3～4 小时即可取出。取出后放入葡萄干及糖，搅拌均匀使糖溶解后，撒上葱花即可。

【用法】代茶饮用。

【功效】减少脂类吸收。适用于冠心病患者。

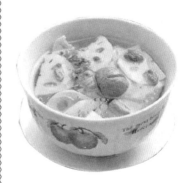

玫瑰香橙汁饮

【原料】干玫瑰花 20 克，橙子 100 克，蜂蜜适量。

【制法】将干玫瑰花用清水浸泡 10 分钟；橙子去皮，切小方块。将锅置火上，锅中加入清水适量，入干玫瑰花煮开，再加橙子稍煮片刻。待茶汤凉却，加蜂蜜即可。

【用法】代茶饮用。

【功效】协调人的免疫和神经系统，增进消化道功能，修复细胞，健体美容，调节内分泌，活血散瘀，将毒素排出体外，消除色素沉着，滋润皮肤。适用于冠心病患者。

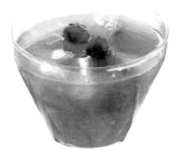

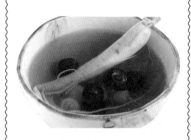

人参莲子茶

【原料】人参 3 克，莲子 10 克，冰糖适量。

【制法】先将参、莲子用适量清水浸泡，将人参切为薄片，再加入冰糖，隔水炖煮 1 小时即可。

【用法】每日 1 剂，代茶频饮。

【功效】益气补心，健补脾阴。适用于阳气虚衰型冠心病患者。

苹果川贝糖水

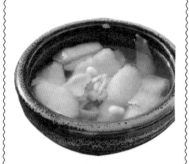

【原料】苹果 100 克，玉竹 20 克，百合 70 克，川贝、南北杏各 10 克，糖适量。

【制法】将百合、川贝、玉竹、南北杏洗净沥干；苹果洗净，去皮切块。将锅置火上，锅中入清水煮沸，放入苹果、百合、川贝、玉竹和南北杏，改小火煮 45 分钟。加糖，煮至溶化即可。

【用法】代茶饮用。

【功效】养心阴，清心热，清热化痰，润肺止咳，散结消肿。适用于冠心病、热伤心阴之烦热多汗、惊悸等患者。

柳橙牛乳汁饮

【原料】橙子 200 克，牛奶 140 毫升，豌豆 60 克，蜂蜜适量。

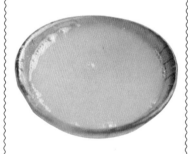

【制法】将豌豆用清水浸泡 1 小时，泡软；橙子洗净去皮，切小块。将豌豆、橙子块、牛奶、蜂蜜一起放入榨汁机中，搅拌均匀即可。

【用法】代茶饮用。

【功效】促进大肠蠕动，保持大便通畅，清洁大肠，养颜美容，纤体瘦身。适用于冠心病、脂肪肝、肥胖症等患者。

桑葚茶

【原料】桑葚 250 克。

【制法】桑葚取半熟品，拣去杂质，用水洗净，晒干，早、晚各取 15 克，置于保温杯中，用沸水冲泡，闷 15 分钟后即可。

【用法】代茶频饮。

【功效】滋阴平肝，活血化瘀。适用于心肾阴虚型冠心病患者。

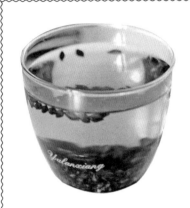

银耳橘子糖水

【原料】银耳 20 克，橘子 200 克，糖、淀粉各适量。

【制法】将橘子剥皮去络，银耳浸泡撕碎，淀粉加水调成水淀粉。将锅置火上，锅中入橘子、银耳、糖、清水煮至沸腾。加入水淀粉勾芡即可。

【用法】代茶饮用。

【功效】开胃理气，止咳润肺。适用于冠心病患者。

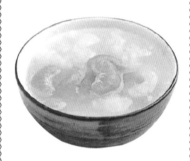

苹果菠萝汁饮

【原料】菠萝 200 克，苹果 150 克，柠檬 10 克。

【制法】将苹果、菠萝去皮，切小块柠檬切成薄片。将菠萝块、苹果块入榨汁机，搅拌，榨汁。榨汁完成，取出，挤入适量柠檬汁即可。

【用法】代茶饮用。

【功效】降低胆固醇，提神醒脑，消除身体的紧张感，增强肌体的免疫力。适用于冠心病患者。

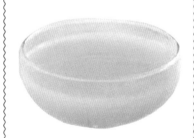

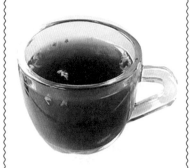

山楂荷叶茶

【原料】山楂 15 克，荷叶 10 克，绿茶 3 克。

【制法】先将山楂、荷叶晒干，切成细末，与茶叶一同放入 1 个带盖的茶杯中，加入适量沸水，盖盖闷 15 分钟后，代茶饮用。

【用法】每日 1 剂，分早、晚 2 次饮用。

【功效】降压降脂，活血化瘀。适用于冠心病、高脂血症等患者。

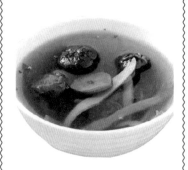

山楂乌梅糖水

【原料】乌梅 250 克，山楂 250 克，桂花、甘草、糖各适量。

【制法】将乌梅、山楂用清水泡开。将锅置火上，乌梅、山楂、桂花、甘草、糖和清水入锅中以小火熬煮 3 小时即可。

【用法】代茶饮用。

【功效】上能敛肺气，下能涩大肠，入胃又能生津、安蛔镇咳。适宜于冠心病患者。

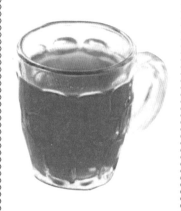

黑木耳红枣饮

【原料】黑木耳 30 克，红枣 50 克，糖适量。

【制法】将黑木耳用温水泡发，择去蒂，红枣洗净去核。锅中倒入适量清水，放入黑木耳、红枣、糖煮至沸。去渣留汁即可。

【用法】代茶饮用。

【功效】滋肾养胃，补血。适用于冠心病、骨质疏松、产后贫血等患者。

山楂银花茶

【原料】生山楂片 450 克，金银花 50 克，白糖适量。

【制法】先将山楂片、金银花除去杂质，置于砂锅，先用文火炒片刻，再加入白糖用旺火炒成糖饯，放凉后置于干净的容量内密封，用时取少许，用沸水冲泡即可。

【用法】每日 1~2 次，代茶饮用。

【功效】降脂降压，消食开胃。适用于冠心病合并高脂血症患者。

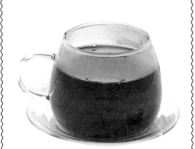

柠檬马蹄糖水

【原料】柠檬 50 克，马蹄 150 克，糖适量。

【制法】将柠檬切片备用；马蹄洗净，去皮。将锅置火上，将柠檬与马蹄加清水同煮 20 分钟。加糖煮至完全溶化即可。

【用法】代茶饮用。

【功效】促进人体生长发育和维持生理功能，促进体内的糖、脂肪、蛋白质三大物质的代谢，调节酸碱平衡。适用于冠心病患者。

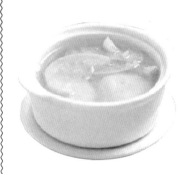

薄荷黄豆绿豆饮

【原料】黄豆 40 克，绿豆 30 克，大米 10 克，薄荷叶、糖各适量。

【制法】将黄豆、绿豆洗净，分别浸泡 8 小时；大米、薄荷叶洗净。将泡好的黄豆、绿豆、大米和少量薄荷叶一起放入豆浆机中，加水榨汁。加入糖拌匀即可。

【用法】代茶饮用。

【功效】疏散风热，清利咽喉，透疹止痒，消炎镇痛。适用于冠心病患者。

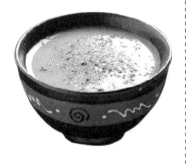

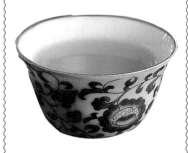

乌龙茶

【原料】乌龙茶5克，槐角15克，何首乌6克，山楂30克，冬瓜皮25克。

【制法】先将何首乌、槐角、冬瓜皮、山楂洗净，一同放入锅中，加水适量，煎煮半小时后，去渣，以其汤汁冲泡乌龙茶。

【用法】每日1剂，代茶频饮。

【功效】滋阴潜阳，活血化瘀。适用于心肾阴虚型冠心病患者。

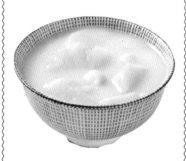

菠萝莲子牛奶糖水

【原料】菠萝600克，鲜奶100毫升，莲子50克，马蹄粉30克，糖适量。

【制法】将莲子温水浸软，去掉莲心；菠萝去皮，切成大块；马蹄粉开糊待用。将锅置火上，放入莲子和1000毫升清水熬煮30分钟。加入菠萝和糖煮10分钟。加入鲜奶，稍沸后倒入马蹄粉勾芡即可。

【用法】代茶饮用。

【功效】健胃消食，补脾止泻，清胃解渴，补脾止泻，益肾涩精，养心安神，脾虚久泻，遗精带下，心悸失眠。适用于冠心病患者。

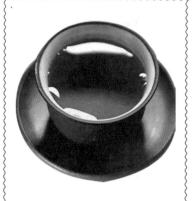

柿叶山楂茶

【原料】柿叶12克，山楂15克，茶叶4克。

【制法】将以上3味中药一起放入茶杯中，用沸水冲泡，加盖焖15分钟。

【用法】代茶频饮。每日1剂。

【功效】活血化瘀，降脂降压。适用于高脂血症、高脂血症合并冠心病、高血压病等患者。